Rebell gegen den Krebs

Prof. Dr. med. Klaus Maar
Rebell gegen den Krebs
Lektorat: Dr. Gabriele Buresch

info@j-kamphausen.de

Umschlaggestaltung, Innenlayout:
Sabine Schiche, ad department, Bielefeld
Fotos Titel: Michael Campo: (groß);
fotolia: 1-5
Druck & Verarbeitung:
Westermann Druck Zwickau

www. weltinnenraum.de

4. überarbeitete Auflage - 2013

Bibliografische Information der Deutschen Nationalbibliothek

Die Deutsche Nationalbibliothek verzeichnet diese
Publikation in der Deutschen Nationalbibliografie;
detaillierte bibliografische Daten sind im Internet
über **http://dnb.d-nb.de** abrufbar.

ISBN 978-3-89901-719-9

Dieses Buch wurde auf 100% Altpapier gedruckt und ist alterungsbeständig.
Weitere Informationen hierzu finden Sie unter www.weltinnenraum.de

Rebell gegen den Krebs

Grundlagen der Biologischen Intensivtherapie – Die andere Krebstherapie

Prof. Dr. med. Klaus Maar

Meiner geliebten Frau Naila

AURUM

Therapia biologica gaudet succurrere vitae.

Der Weg vom Mediziner zum Arzt kann lang sein. Die Hauptsache ist, er wird beschritten.

Sehr geehrte Damen und Herren,

Das vorliegende Buch stellt eine Schilderung einer komplementären Krebstherapie dar, so wie ich sie seit über 20 Jahren erfolgreich praktiziere. Wohlgemerkt komplementär, d. h. ergänzend zur herkömmlichen Therapie, dabei eigenständig. So kann z. B. die Wirkung einer möglicherweise doch notwendigen Chemotherapie, die ich nicht durchführ, (außerhalb) durch Hinzunahme einer Hyperthermieform deutlich verbessert werden (Charité-Berlin-Studie). Wohlgemerkt, ich bin gegenüber unnützer Chemotherapie sehr kritisch und führe sie in meiner Praxis auch nicht durch. Oft bleibt die komplementäre Therapie die einzig sinnvolle Therapieoption. Sie ist in ihrer Intensität und Konsequenz einmalig. Denn: Ähnliches ist nicht dasselbe!

Die Bündelung der hier dargestellten Mechanismen verfolgt zwei Ziele:

1. die strategische Immunstärkung,
2. die Destabilisierung bzw. den Versuch, Tumorzellen, Metastasen und Micrometastasen abzutöten.

Hier spielt u. a. die Onkothermie (Kurzwellen-Tiefenhyperthermie) eine wichtige Rolle; d. h. neben anderen Wirkungen kommen auch streng wissenschaftlich-physikalische Aspekte zum Tragen. Der Begriff „biologische Krebstherapie" sollte ad acta gelegt werden, da er die Fülle meiner Therapieansätze nicht abdecken kann.

Es werden alle Krebsarten behandelt. Leider muss man feststellen, dass komplementäre Therapie von der Schulmedizin nicht wahrgenommen wird, ja sogar Patienten vorenthalten wird. Wo bleibt da die Sorgfaltspflicht? Es wird höchste Zeit, liebe Kollegen, sich mit dieser Art von Therapie zu befassen!

Prof. Dr. Klaus Maar

Inhalt

Woran ich glaube

Über die frühen Jahre

Angefangen hat für mich alles sehr früh: Es war in den Sechzigerjahren, ich war erst 19 Jahre alt. Für mein Studium musste ich dringend Geld verdienen, um meine Bücher und Vorlesungsgebühren bezahlen zu können. Der schnellste Weg dazu war, mich an der Uni-Klinik für Nachtwachen einteilen zu lassen; das brachte mir pro Nacht 40 Mark ein, damals viel Geld.

Es war aber auch harte Arbeit, und tagsüber musste ich mich schließlich um mein Studium kümmern. Ich weiß noch genau, dass ich während meiner ersten Nachtwache vor Erschöpfung eingeschlafen bin; die Oberin, eine große, dicke und starke Frau, hat mich gefunden. Sie hat mich leicht an der Schulter berührt, bis ich aufgewacht bin, und dann wortlos das Zimmer verlassen, so dass ich nur ihre mächtige Silhouette im Gegenlicht des halbdunklen Ganges sehen konnte. Ich bin seitdem in meinem Leben nie wieder eingeschlafen, wenn ich mich um Patienten zu kümmern hatte.

Am härtesten waren die Nachtwachen auf den Intensivstationen. Man bekam dafür extra Geld, bis zu 60 Mark pro Nacht. Auf diese Art und Weise habe ich frühzeitig und aus nächster Nähe viele Sparten der Medizin kennengelernt: die Neurochirurgie, die Psychiatrie, die Kinderabteilung, die Urologie. Die Patienten waren oft die Ärmsten der Armen, vergiftete und andere todgeweihte Menschen.

Am schlimmsten war es in der Neurochirurgie, wo sehr viele Menschen nach Gehirneingriffen verstorben sind, teilweise vier bis fünf Tote pro Nacht. Ich habe damals hart mit mir gerungen, um mit dieser Belastung und dem Leid meiner Mitmenschen fertig zu werden und dabei trotzdem mein Bestes zu geben.

Meine Vorgesetzten, besonders die Oberin Schlächter, hatten mich damals anscheinend ins Herz geschlossen und ließen mir immer wieder Dienste zukommen, wenn ich das Geld nötig brauchte. Sie hielten mich aber auch für zu sensibel für diese Arbeit und meinten, mit einem so zartfühlenden Charakter seien auch die Habilitation und die wissenschaftliche Laufbahn an der Hochschule nichts für mich! Heute kann ich über diese Bemerkungen leicht lächeln, aber ich denke, dass diese Menschen damals tatsächlich einen tiefen Blick in meine Seele getan haben.

In dieser Zeit habe ich wahrscheinlich gelernt, über meine Grenzen hinauszugehen, wenn es um das Wohl meiner Patienten geht; und wahrscheinlich habe ich auch damals insgeheim den Wunsch entwickelt, den Menschen zu helfen, die unter schwersten todbringenden Krankheiten leiden.

Lassen Sie mich in diesem Sinne vorerst ein paar Gedanken über Dinge mitteilen, die für mich als Arzt, als Wissenschaftler und als Mensch wichtig sind, bevor wir gemeinsam zum sachlichen Teil des Buchs übergehen. Einige der hier geschilderten Ideen werden an anderer Stelle des Buches wiederauftauchen und systematischer dargestellt werden.

Über meine Gründe für dieses Buch

Der Beruf des Arztes ist wahrscheinlich einer der schönsten, die es gibt. Schwerkranken Menschen zu helfen, dass sie mit ihren Familien weiterleben können, zu wissen, dass irgendwo da draußen ein paar Hundert oder Tausend Menschen sich ihres Lebens erfreuen, die ohne unsere Hilfe nicht mehr leben würden: das ist eine sehr befriedigende Belohnung für die lange Ausbildung und die tägliche, oft belastende Arbeit.

Und doch habe ich immer wieder das Gefühl, dass ich nicht genug tun kann. Mit unserem kleinen Team in der Tagesklinik behandeln wir so viele Menschen, wie wir können. Darüber hinaus reise ich jedes zweite Wochenende in Nordrhein-Westfalen und zeitweise im gesamten Bundesgebiet umher und halte unentgeltlich und auf eigene Kosten Vorträge, um über unsere Arbeit zu berichten, zu informieren und aufzuklären. Ich gebe ab und zu Interviews für Zeitungen wie die „Welt am Sonntag"; ich trete in Fernsehsendungen auf, zum Beispiel bei „Fliege", in RTL, der „WDR Lokalzeit" und im TV Berlin.

Aber immer kann ich nur einen winzigen Ausschnitt von dem erklären und ansprechen, was wir tun und woran ich glaube. Da wird ein besonders spektakulärer Heilerfolg gezeigt, dort wird eine weniger bekannte Therapiemethode kurz gestreift, und nach ein paar Zeilen, nach ein paar Minuten ist alles vorbei. So vieles bleibt ungesagt, und auch während der normalen Arbeit in der Tagesklinik bleibt immer viel zu wenig Zeit, um jedem Patienten im Detail zu erklären, was wir tun und warum wir es tun; dabei hat jeder Patient für mich das Recht, seine Behandlung genau erklärt zu bekommen.

Da war es natürlich eine ganz logische Idee, alles in einem Buch aufzuschreiben. Unbewusst habe ich diese Idee sicher lange mit mir herumgetragen, aber ich habe nie konkret damit begonnen. Es waren einige meiner Patienten, die mich quasi darauf gestoßen haben, warum ich nicht ein Buch über unsere Tätigkeit schreibe. Zuerst habe ich den Gedanken von mir gewiesen, da ich keine Ahnung hatte, wie ich ein solches Vorhaben organisatorisch auch nur annähernd in meinem Leben und meiner Arbeit unterbringen sollte. Getreu dem Motto „Es gibt keinen Zufall" habe ich dann Menschen kennengelernt, die das Buchprojekt organisatorisch und kaufmännisch auf die richtige Schiene gebracht haben, und das Ergebnis halten Sie gerade in Händen!

Den Titel für dieses Buch habe ich genau genommen nicht selber erfunden und auch niemand von meinem Verlag. Ich bin in den vielen Jahren meiner Tätigkeit nicht nur gelobt, sondern auch manchmal kritisiert worden; dabei hat mich ein Arztkollege in einer Zeitung einmal als „Rebell" bezeichnet. Ich fasse diese Bezeichnung als Ehrentitel auf, nicht als Beleidigung.

Ich rebelliere in der Tat, aber nicht gegen die medizinische Gemeinschaft. Ich bin ja selber ein Teil dieser medizinischen Struktur: Als Facharzt und seit 26 Jahren für die akademische Lehrbefugnis habilitiert, leitender Oberarzt und später kommissarischer Direktor einer großen deutschen Universitätsklinik bin ich ein Teil des Systems, das die Menschen heilen und gesund erhalten soll.

Ich kämpfe nicht gegen die Schulmedizin; meine Arbeit ist darauf ausgerichtet, sie zu ergänzen und zu verbessern.

Wogegen ich rebelliere, ist die furchtbare Krankheit, die jedes Jahr Hunderttausende Menschen in unserem Land tötet, Menschen, die sonst noch jahrelang ein glückliches Leben hätten führen können. Ich rebelliere gegen die Ohnmacht, gegen diese Krankheit heute nicht wesentlich mehr unternehmen zu können als noch vor einigen Jahrzehnten. Trotz aller Anstrengungen, Forschungsprogramme, milliardenschwerer Investitionen und politischer Willenserklärungen gibt es wohl kaum einen Bereich in unserer Welt, in dem mit so viel Einsatz so wenig Erfolg erzielt worden ist. Diese Rebellion und dieser Kampf werden sicher so lange dauern, wie ich lebe; und obwohl ich weiß, dass ich in meinem Bereich nur kleine Erfolge erzielen kann, ist jedes Leben, das ich retten kann, ein wichtiger Erfolg: für den Betroffenen, für seine Familie und nicht zuletzt für mich selbst.

Wie Sie vielleicht bei der Lektüre dieser einleitenden Gedanken bemerkt haben, ist es nicht meine Absicht, ein wissenschaftliches Fachbuch oder ein medizinisches Lehrbuch zu schreiben. Ich will einen Erfahrungsbericht abliefern und meiner Überzeugung Ausdruck verleihen, dass wir tatsächlich wirksame Angriffspunkte gegen den Krebs gefunden haben, die über das heute Mögliche und Übliche hinausgehen. Dies soll ein Buch für Patienten sein!

Ich bin kein Komplementärmediziner, der die schulmedizinische Vorgangsweise in Grund und Boden verteufelt, wie es heute manchmal üblich ist. Ich habe fallweise sogar den Verdacht, dass die komplette Ablehnung der konservativen Onkologie nur einen Mangel an fundiertem Fachwissen beweist.

Die Schulmedizin hat bei Krebs eben ihre klar gezogenen Grenzen und kann nur bestimmte Erfolge erzielen. Meine persönliche Erfahrung über viele Jahre hat gezeigt, dass in bestimmten Fällen eine Kombination aus Chemotherapie und komplementären Therapiemaßnahmen dem Patienten sehr gut bekommen kann. Ich habe manchmal in Fachkreisen die Meinung gehört, dass Chemotherapie und Komplementärtherapie einander gleichsam aufhöben; unsere Erfahrungen haben uns jedoch das genaue Gegenteil gelehrt: Gerade während einer Chemotherapie können Hyperthermie, Leber- oder Milzpeptide oder Mistelextrakt das Immunsystem aufbauen helfen und die oft sehr unangenehmen Nebenwirkungen der Chemotherapie mildern.

Über die Menschen, denen ich Dank schulde

So wie den Menschen damals in der Uni-Klinik bin ich zeit meines Lebens vielen Menschen zu Dank verpflichtet, die mich zu dem gemacht haben, was ich heute bin. Unter diesen Menschen waren ganz außergewöhnliche Wissenschaftler und einfache Menschen aus dem Volk, Familie und Zufallsbekanntschaften, Freunde und Gegner.

Ganz früh in meinem Leben haben mir meine Großeltern in Finthen, Ottilie und Fritz Schmitt, Bodenständigkeit, Demut und eine gewisse Frömmigkeit beigebracht. Meine Eltern Franz und Elisabeth haben mir Ehrgeiz, Ausdauer und Disziplin mitgegeben; ich verdanke ihnen aber auch, dass ich angenehme Lebensart und Lebensqualität zu schätzen weiß. Besonders meiner Mutter verdanke ich in dieser Richtung sehr viel.

Aus der Volksschule ist mir der Rektor, Herr Schreiber, als sehr netter Mann in Erinnerung geblieben. Am Willigis-Gymnasium in Mainz ging es zu meiner Zeit eher rüde zu; trotzdem sind mir die Lehrer Larisika, Struck und der Herr Pfarrer Krimm in bester Erinnerung! Mit Letzterem habe ich stundenlang die sogenannten Gottesbeweise diskutiert.

Dass ich heute als Arzt viel Gutes tun kann, verdanke ich zum großen Teil meinen akademischen Lehrern. Großen Eindruck haben während des Studiums der Gynäkologe Professor Friedberg und der geniale Dermatologe Professor Korting bei mir hinterlassen. Das urologische Handwerk habe ich bei dem begnadeten Operateur Professor Dettmar aus Düsseldorf und bei Dr. Sparwasser aus Koblenz erlernt, der mich immer besonders herzlich behandelt hat.

Immer noch gerne denke ich aber auch an meine Vermieterin während meiner Zeit in Ludwigsburg zurück, Frau Käthe Schöllhammer, eine wahrhaft weise Frau! Sie hat mit mir, obwohl damals schon eine ältere Dame, oft schöne Wanderungen durch die Weinberge hoch über dem Neckar gemacht.

Der Biochemiker Professor Staib begleitete meine Habilitation fair und mit väterlicher Nachsicht. Übrigens habe ich mich bereits in dieser frühen Arbeit mit den Möglichkeiten einer verbesserten Krebstherapie befasst und fand bei ihm dafür immer ein offenes Ohr.

Natürlich bin ich auch ein Produkt meiner rheinhessischen Heimat: Die Liebe zur Natur und zum Wein, das Wandern in unseren Weinbergen und die Achtung vor einfachen Menschen stecken von Geburt an in mir. Das Wort „Was du dem geringsten meiner Brüder getan hast, das hast du mir getan" ist ein wichtiges Leitmotiv meines Lebens.

Wie viele Menschen fühle ich mich letztlich auch mit dem großen Dichter Carl Zuckmayer aus Nackenheim verbunden, der in seinem Stück „Des Teufels General" unseren Menschenschlag „vom Rhein" so treffend charakterisiert hat. In diesem Sinn hat die Mischung aus dem Sudetenland väterlicherseits und Mainz-Finthen mütterlicherseits in mir eine hoffentlich gelungene Symbiose hervorgebracht!

Ganz besonders intensiv gedenke und danke ich hier meiner Frau Nani, die mit mir schon durch dick und dünn gegangen ist, die mich immer wieder ermutigt hat und die ich sehr liebe. Das gilt auch für mein Goldstück, meine jüngste Tochter Sabrina, genannt Mafi, welche fast alle meine Eigenschaften geerbt hat, einschließlich der Form meiner Füße!

In dieser Liebe bin ich auch mit meinem Sohn Christian und meiner Tochter Stephanie, genannt Kati, verbunden.

Ein weiterer Familienzuwachs ist zu verzeichnen, meine Enkelin Lilia-Maria erblickte das Licht der Welt und ist ebenfalls unser aller Goldstück.

Über Aktion statt Reaktion

Es ist eine Tragödie, dass so viele Menschen an Tumoren erkranken und sterben. Ich sehe diese Tragödie seit Jahrzehnten fast täglich, und sie zu bekämpfen ist ein Teil meines Lebens geworden.

Es ist aber eine genauso große Tragödie, dass all die Forschung, all die Arbeit, all das Geld und all das Wissen in ein **REAGIEREN** statt in ein **AGIEREN** investiert werden.

Je länger ich mich mit diesem Thema beschäftige, umso klarer wird es mir, dass die schulmedizinischen Verfahren immer nur eine Reaktion auf einen Tumor darstellen. Wir wollen aber mit unserer Therapie auch einen sehr starken prophylaktischen, also vorbeugenden Aspekt in das gesamte Konzept der Krebstherapie hineinbringen. Vieles an dieser Idee ist noch im Stadium einer sehr unbestimmten Faktensammlung. Man könnte zum Beispiel Enzyme auch als Krebsprophylaxe verwenden; aber in welcher Dosis? Welche Enzyme?

Auch die Mistel-Therapie, eine unserer stärksten Waffen in der Biologischen Intensivtherapie, könnte als Prophylaxe verwendet werden; das gilt auch für andere immunstärkende Maßnahmen: etwa für Menschen aus vorbelasteten Familien oder wenn man bestimmten Noxen, schädlichen Substanzen oder Situationen, ausgesetzt ist – das betrifft zum Beispiel Raucher oder Menschen, die sehr unter Stress leiden. All diese Dinge könnten ja zur Krebsentstehung beitragen. Ich weiß, dass ich hier zum Teil über ungelegte Eier schreibe. Ich tue es aber trotzdem ganz bewusst: Einer der Grundgedanken in diesem Buch ist: Du kannst gegen Krebs vorbeugen! Dieser Gedanke ist ganz enorm wichtig.

Es ist denkbar und wünschenswert, dass man eine intensive komplementäre Therapie nutzt, die sozusagen alle Register zieht, um im Vorhinein so gut wie möglich zu verhindern, dass es durch Mikrometastasen zu Metastasen kommt.

Über das Kreuz mit der Diagnostik

In der Krebstherapie liegen viele Dinge im Argen; ein Problem, das mir immer wieder ins Auge sticht, ist die unvollständige Diagnostik, ganz besonders beim Prostatakarzinom. Allzu oft versäumen die behandelnden Ärzte eine Diagnose mit Hilfe der Magnetresonanztomographie (MRT), einer schonenden Technik zur Darstellung der inneren Organe und Gewebe, um vor einer Operation herauszufinden, ob ein Prostatakarzinom noch lokal begrenzt ist oder nicht. Mit dieser Methode ließe sich sehr gut entscheiden, ob der Tumorprozess auf die Prostata beschränkt ist oder ob der Bereich der Kapsel bereits überschritten ist, ob durchsetzte Lymphknoten vorhanden sind und ob die Samenblasen befallen sind. Es ist extrem wichtig, im Vorhinein den verkrebsten Bereich einzugrenzen und nicht radikale Prostatektomien durchzuführen, wenn der Prozess schon zu weit fortgeschritten ist.

Dieses Versäumnis erklärt wahrscheinlich auch die relativ häufigen Rezidive, die ich in meiner Praxis fast täglich sehe. Wenn ich dann nachforsche, ob ein MRT gemacht wurde oder nicht, so stellt man in vielen Fällen fest, dass keine ausreichende radiologische präoperative Diagnostik durchgeführt worden ist.

Über onkologische Nachsorge

Die onkologische Nachsorge, die ich bei vielen Patienten sehe, ist schlicht und einfach unzureichend. Das muss einmal öffentlich gesagt werden. Viele Patienten berichten mir, dass sie gar nicht wissen, wann sie wieder zu einer onkologische Nachuntersuchung kommen sollen. Viele Patienten wissen gar nicht, was ein Tumormarker ist; sie sind nicht aufgeklärt über den Sinn einer MRT oder einer CT, einer Computertomographie. Sie wissen zum Teil auch gar nicht, welche Chemotherapie sie bekommen oder wann ihre Chemotherapie gewechselt wird und was das für einen Sinn haben soll.

Ich weiß wohl, dass es für den Patienten sehr schwierig ist, die ganze Krebssituation zu begreifen, weil ja für die Ärzte aufgrund ihrer Überbelastung gar keine Zeit vorhanden ist, sich mit dem einzelnen Patienten zu beschäftigen und ihm sowohl Zuspruch als auch sachliche Aufklärung zu geben.

Aber zu viele meiner Arztkollegen scheinen einfach den Patienten nach einer mehr oder weniger gelungenen Therapie heimzuschicken, ohne sich groß Gedanken zu machen, was dann mit ihm passieren soll. Das ist insbesondere bedenklich, wenn man weiß, dass 80 Prozent der Krebsopfer nicht am Primärtumor sterben, sondern an den Metastasen, sozusagen am Wiederauftreten der Krankheit. Ein genauer Plan zur Nachkontrolle und Nachsorge ist deswegen ein absolut unverzichtbarer Bestandteil jeder Krebstherapie. Dieser muss dann aber auch gewissenhaft durchgeführt werden.

Über Skrupel vor dem Arzt

Immer wieder sehe ich in der Praxis und bei meinen Vorträgen ein ganz interessantes Phänomen, das eigentlich spaßig wäre, wenn es nicht die Gesundheit der Patienten gefährdete. Ich nenne es „die Skrupel vor dem Arzt".

Viele Menschen sind anscheinend von unserem medizinischen System zu unbedingtem Gehorsam, oft sogar vorauseilendem Gehorsam, gegenüber ihrem behandelnden Arzt erzogen worden. Sie glauben offensichtlich, jegliche Verantwortung, jede Entscheidung müsse unbedingt in die Hände des Arztes gelegt werden und der Patient habe sich fügsam und passiv zu verhalten.

Ich werde dann vom Patienten gleichsam verstohlen gefragt, ob es denn zulässig sei, dass er zu uns kommt und sich behandeln lässt,

„ohne dass mein Arzt davon weiß". Diese Menschen möchte ich oft fragen: Um wessen Gesundheit geht es hier? Um wessen Leben geht es? Wird Ihr Arzt von Ihnen über Ihre Krankenkasse nicht für seine Leistung bezahlt? Wer trägt letztlich die Konsequenzen einer richtigen oder falschen Therapie, Ihr Arzt oder Sie? Niemand kann Ihnen Ihre Krankheit abnehmen; niemand kann Ihnen Ihre Entscheidung abnehmen! Oft haben Menschen einfach Angst, den Arzt um eine Überweisung zu bitten, an solch einfachen Dingen scheitert es manchmal!

Die Heimlichtuerei geht oft so weit, dass mir berichtet wird: „Mein Arzt hat gemeint..." Als ob ich selber kein Arzt wäre! In der Tat bin ich schon ziemlich lange Arzt und bin auch habilitiert, das heißt, ich habe die akademische Lehrbefugnis. Hier tun sich für mich Abgründe auf, hier herrschen im 21. Jahrhundert zum Teil mittelalterliche Zustände!

Über die Tricks der Patienten

Ich kann nicht über die „Skrupel vor dem Arzt" sprechen, ohne über ein anderes interessantes Phänomen zu berichten. Auch dieses ist auf den ersten Blick komisch, auf den zweiten Blick aber auch eine bedenkliche Gefahr für den Kranken. Ich nenne es den „trickreichen Patienten".

Der trickreiche Patient ist in seinem Tun wahrscheinlich durch die „Skrupel vor dem Arzt" motiviert. Wenn es schon dumm aussieht, zu Dr. Maar zu gehen, ohne dass ich es meinem Arzt gebeichtet habe, dann mache ich die Behandlung eben heimlich. So heimlich, dass nicht einmal Dr. Maar davon weiß!

Diese Menschen kommen in unsere Vorträge, schreiben alles genau mit und stellen präzise Fragen; sie kommen zu Diagnose und Behandlungsplan in unsere Tagesklinik, aber nur einmal!

Sie wollen die genaue Bezeichnung der Medikamente und deren Dosis wissen. Welche Enzyme? Welchen Mistelextrakt? Auch Phytoöstrogen? Mit umfangreichen „Kochrezepten" auf ihren Notizblöcken ziehen sie von dannen und werden nie wieder gesehen.

Was dann passiert, kann ich nur vermuten. Vielleicht konfrontieren sie ihren Hausarzt, der von nichts weiß, mit der gewünschten neuen „Wundertherapie" und präsentieren ihm gleich die vermeintlich genauen Rezepturen dafür. Der Arme soll dann eine Therapie durchführen, die er nicht kennt und deren Zusammenhänge und Hintergründe ihm ganz unbekannt sind. Oder, und an so etwas will ich eigentlich nicht einmal denken, die Patienten probieren die Behandlung in Eigenregie aus ...

Unsere Biologische Intensivtherapie ist vom Namen und von der Anmutung her sicher „gesünder" als die herkömmliche Krebstherapie mit Skalpell, Strahlenkanone und Chemiewaffen. Aber sie ist trotzdem eine stark wirksame Maßnahme gegen eine tödliche Krankheit, und bei einigen Dingen muss man wirklich sehr genau wissen, was man tut. Natürlich kann ich interessierten Arztkollegen diese Kenntnisse und Fähigkeiten vermitteln; das geht aber nicht in wenigen Stunden und mittels eines „Kochrezeptes", das vom Patienten überbracht wird!

Über die letzte Verantwortung

Weil wir gerade bei dem Thema sind, dass einem niemand Verantwortung für das eigene Schicksal abnehmen kann: Es ist für mich immer ganz wichtig, meinen Patienten klarzumachen, dass weder die Ehefrau noch der Ehemann oder sonstige Angehörige oder auch der eigene Onkologe eine fundierte Beratung geben können, was der Sinn einer guten biologisch-komplementären Therapie ist.

Der Patient hat die grundlegende Pflicht, sich selber eine Meinung darüber zu bilden. Als Hilfe von unserer Seite dienen dazu zum Beispiel unsere Vorträge oder Publikationen; natürlich auch dieses Buch. Es ist mir extrem wichtig, dass jeder Patient sich seine eigene Meinung bilden kann. Er muss für sich selber verstehen und verantworten, wie wichtig es ist, dass er für sich selber etwas tut. Oft muss ich mit ansehen, wie eine Patientin ihren Ehemann fragt: „Georg, soll ich denn diese Therapie machen oder was?“, und wenn Georg nickt, dann macht sie es, und wenn Georg nicht nickt, dann macht sie es nicht. Es ist teilweise grotesk, auf welch schwacher Grundlage Entscheidungen für oder gegen lebensnotwendige und unter Umständen auch lebensrettende Therapien gefällt werden.

Eine Grundregel ist für mich in der Praxis auch, dass der Betroffene selbst und nicht stellvertretend seine Verwandten eine Erstbesprechung bei mir führen. Wir sehen gemeinsam die schulmedizinischen Unterlagen an, die er mitgebracht hat und aus denen meist klar hervorgeht, welchen schulmedizinischen Weg er zurzeit gewählt hat (oder welcher für ihn bisher gewählt worden ist!). Dann wird mit dem Patienten individuell besprochen, wie das weitere therapeutische Vorgehen aussehen kann und soll. Für jeden einzelnen Patienten wird also ein individueller Therapieplan erstellt. Es gibt dabei praktisch nie ein schematisiertes Vorgehen, sondern immer eine auf die jeweiligen Gegebenheiten des Patienten abgestimmte Therapie. Natürlich gibt es gewisse Grundlagen, an die ich mich immer halte, aber letztlich ist die Therapie stets individuell.

Sehr oft sprechen wir mit dem Patienten Intervall-Therapien ab: Man führt, wenn es nötig ist, nicht eine einmalige biologische Behandlung durch, sondern begleitet den Patienten kontinuierlich so lange, wie er das möchte, und solange es geht. Ganz wichtig für die Entscheidung für meine Therapie ist aber auch die eigene Einsicht in die Schwere der eigenen Krankheit: Der Rat eines Schulmediziners, „Fahren Sie noch einmal nach Mallorca“ heißt nicht: Mir geht es so gut, dass ich auf Urlaub fahren kann. Nein, mit mir geht es zu Ende, und vorher soll ich noch einmal wegfahren! Dieser Schulmediziner sagt aber nie: „Mach erst eine vernünftige biologische Therapie, die dein Leben retten kann, und dann kannst du so viel verreisen, wie du möchtest, denn dann lebst du wieder!“

Über die zweite Meinung

Für viele Ärzte scheinen mündige, informierte und neugierige Patienten eine unangenehme Beeinträchtigung ihres Arbeitskomforts darzustellen. Ich hingegen wünsche mir solche Patienten und rege auch meist an, dass meine Patienten ihren Horizont erweitern.

Ich weiß, dass ich nicht alleine die volle Information der Patienten gewährleisten kann, auch wenn ich viel Zeit und Arbeit in Patientengespräche, Vorträge und in dieses Buch investiere. Daher fordere ich meine Patienten regelmäßig auf, jede Möglichkeit zur Information über ihre Krankheit wahrzunehmen.

Ein ganz wichtiges Element dabei ist, die zweite oder auch dritte Meinung von weiteren Fachleuten einzuholen. Ich betrachte das nicht als Eingriff in meine Behandlungsmethoden, sondern als wichtige und willkommene Unterstützung meiner Arbeit und als Hilfe für den Patienten. Wer mit einer lebensbedrohenden Krankheit konfrontiert ist, dem sollte es nicht zu viel Aufwand sein, sich einen Tag in die Eisenbahn zu setzen und einen führenden Onkologen zu konsultieren, um eine zweite oder dritte Meinung über seine Krankheit einzuholen.

Über Beruf und Berufung

Ich bin seit 33 Jahren Arzt und beschäftige mich seit 30 Jahren mit Krebstherapie, sowohl schulmedizinisch als auch naturheilkundlich. Ich bringe in meine Tätigkeit eigene klinische Erfahrung ein, die über lange Jahre zurückreicht. Ich habe fast alles erlebt, was es in diesem Bereich zu erleben gibt: große operative Eingriffe, große Tumorchirurgie, Triumphe und Tragödien. Ich war früher sozusagen ein „Hardliner" der Onkologie. Nach und nach hat sich in mir die Überzeugung entwickelt, dass ich aufgrund der fehlenden schulmedizinischen Erfolge nach neuen Möglichkeiten und neuen Horizonten suchen muss, um meiner Verantwortung gegenüber den Patienten gerecht zu werden, so gut ich es kann.

Ich habe mich über die Jahre als Schulmediziner therapeutisch sozusagen umorientiert und bin nach und nach andere Wege gegangen. Ich habe Patienten auch selber operiert, ich weiß, wie ein Mensch von innen aussieht, ich weiß, wo man noch operieren kann und wo nicht mehr. Das alles war mein persönlicher Weg, der keinen Anspruch auf Allgemeingültigkeit erhebt. Ein Teil meines Lebens als Arzt war der klinische und operative Teil, der ist jetzt sozusagen abgehakt. Der andere Teil gehört der komplementären Onkologie.

Ich habe mich bereits in sehr jungen Jahren (ich war ja schon mit 32 Jahren habilitiert) mit der Tumorproblematik beschäftigt und habe dann auch als Urologe die zusätzliche Berufsbezeichnung für Onkologie erhalten. Ich habe in meiner Habilitationsarbeit untersucht, inwieweit das Nierenkarzinom und seine Metastasen durch bestimmte Medikamente hormonell bekämpft werden können. Diese Versuche basierten auf Beobachtungen eines Urologen namens Bloom in London. Der hatte behauptet, er könne damit Metastasen bekämpfen und habe bei etwa 20 Prozent der Patienten gesehen, wie sich bei Verabreichung eines bestimmten Hormonpräparates Metastasen zurückgebildet hätten.

Daraufhin haben wir in der damals weltweit größten Versuchsserie bei über 180 Nierenkarzinomen untersucht, ob es Hormonrezeptoren gibt; wir haben diese Hormonrezeptoren auch nachgewiesen, allerdings auf einem niedrigen Level; der Rezeptorstatus war also relativ selten positiv, und wenn, dann gab es nur ganz geringfügige Rezeptoren, so dass in der Praxis diese bestimmte Hormontherapie nicht weiterverfolgt wurde.

Diese groß angelegte Studie wurde auch vom nordrhein-westfälischen Ministerium für Wissenschaft und Forschung gefördert; ich habe sie mit den Biochemikern vom Institut für physiologische Chemie in Düsseldorf durchgeführt, der Chef war Professor Staib. Im Rahmen der Nierenkarzinomanalysen haben wir auch versucht, verschiedene Rezeptoren der Prostata festzustellen, unter anderem auch mit dem Ziel, den Mechanismus der Hormonblockade beim Prostatakarzinom näher einzugrenzen. Es war schon damals auf der Universität immer mein Bestreben, ein interdisziplinäres Vorgehen zu praktizieren: ich habe Arbeiten mit Onkologen gemacht, mit Gynäkologen über Tumorprobleme bei Frauen, mit Chirurgen bei verschiedenen chirurgisch-urologischen Problemen. Ich hatte acht Doktoranden, die sich auch mit diesen Themen beschäftigt haben. Auch meine Antrittsvorlesung beschäftigte sich mit den Behandlungsmöglichkeiten bei Tumoren in solitären Nieren, es war auch ein sehr brisantes und interessantes Thema, was man da operativ bewirken kann. Ich habe mich also sehr lange mit der konservativen Onkologie beschäftigt und bin dann sozusagen auf eine andere therapeutische Schiene umgestiegen.

Ich habe lange Zeit in einer Euphorie des Operierens gelebt, einer Euphorie, mit phantastischen Operationen den Krebs zu bekämpfen, zum Beispiel beim Blasenkarzinom: technisch hervorragende Operationen, um eine Blase zu ersetzen, sogenannte Blasenrekonstruktionsoperationen. Irgendwann stellt man dann fest, dass eine Metastasierung eingetreten ist, vielleicht ein halbes Jahr nach der Operation. Ich habe die Ohnmacht des Chirurgen erlebt, den Hochmut des Operateurs im Glauben, er könne sozusagen den Krebs wegschneiden. Doch es kam immer wieder anders, als man geplant hat, weil all die Anstrengung einfach nicht genügt hat.

Es ist so schrecklich, mit anzusehen, wie die Patienten Operationen durchmachen müssen, die zum Teil ihr Leben bedrohen, und letzten Endes muss man doch resignieren und weiß: Jetzt ist es doch weitergegangen. Die Metastasierungsgefahr ist allgegenwärtig. Krebs ist allzu oft nicht lokal begrenzt, es handelt sich nicht um ein lokal begrenztes Problem, das du einfach rausschneiden kannst, jedenfalls in vielen Fällen nicht.

Es gibt natürlich auch Fälle, in denen das Problem gerade noch lokal eingegrenzt ist, und noch nicht metastasiert, wo man dann auch mit einer Operation Erfolg hat; aber in sehr vielen Fällen ist das leider nicht so. Irgendwann habe ich eingesehen, dass man therapeutisch andere Wege gehen oder es zumindest versuchen muss, und das habe ich dann auch getan.

Über Chemotherapie

Es ist mir ein wichtiges Anliegen, meine persönlichen Eindrücke von der Chemotherapie zu schildern, als ich damals vor etwa 25 Jahren damit konfrontiert wurde. Zu dieser Zeit herrschten noch schreckliche Zustände: Die Patienten mussten in ein isoliertes Zimmer, wo sie regelrecht abgeschirmt wurden. Die behandelnden Ärzte mussten sich wie Astronauten umziehen und desinfizieren, dann wurde der Patient wie unter Quarantäne mit Chemotherapie behandelt. In den meisten Fällen hat diese Chemotherapie, jedenfalls auf dem urologischen Sektor, nicht viel gebracht, und die Patienten sind dennoch verstorben. Letztlich ist es so, dass man aber trotzdem auch heute die Chemotherapie bei der Behandlungsplanung mit ins Kalkül ziehen sollte, gerade auch in Kombination mit komplementären Verfahren. Bei einigen Tumorarten gibt es sehr gute Erfolge in Verbindung mit der Chemotherapie. Letztlich hängt es immer davon ab, wie die Chemotherapie vom Patienten vertragen wird. Hier kann die komplementäre Therapie einen wichtigen Beitrag leisten: Sie kann die Chemotherapie erträglicher machen, sie kann die Nebenwirkungen erträglicher machen und auch dafür sorgen, dass das Immunsystem gestärkt wird; zum Teil kann sie auch helfen, dass eine Chemotherapie überhaupt weiter durchgeführt werden kann.

Meiner Meinung nach kann man die Chemotherapie gut mit einer komplementären Therapie kombinieren, da diese eine positive Immunwirkung auf den Allgemeinzustand ausüben kann. In diesem Zusammenhang gibt es Studien und Daten der Gesellschaft für biologische Krebstherapie in Heidelberg, welche besagen, dass die Wirkung einer Chemotherapie deutlich verstärkt werden kann, wenn gleichzeitig z. B. eine Hyperthermie (Übererwärmung) mit durchgeführt wird. Dies ist nur ein Beispiel für das Zusammengehen von Schulmedizin und biologischen Maßnahmen. Mein oberstes Gebot bei der Betrachtung von Heilweisen heißt: „Was nutzt dem Patienten am meisten?" So ist auch der Einsatz vieler therapeutischer Möglichkeiten zu sehen.

Über Professor Hackethal

Wenn Sie sich für die Dinge interessieren, die ich in diesem Buch zu sagen habe, dann ist Ihnen die Arbeit von Professor Julius Hackethal vielleicht auch bekannt. Dieser außergewöhnliche

Mediziner und Krebsexperte hatte den Höhepunkt seines Wirkens in den Siebzigerjahren, und seine Bücher waren damals in aller Munde.

Vieles von dem, was Hackethal an neuen Ideen postulierte, wurde von der Öffentlichkeit und den Medien begeistert aufgenommen und gleichzeitig vom damaligen Stand der Wissenschaft aus heftig bekämpft. So war es zum Beispiel vor 25 Jahren undenkbar, dass der Körper sich selbst mit seinen Abwehrkräften gegen Krebs zur Wehr setzen kann. Heute ist diese Tatsache wissenschaftlich bewiesen; sie wird aber meines Wissens an die jungen Mediziner in der Ausbildung kaum weitervermittelt. Viele der damals revolutionären Ideen von Hackethal sind heute Allgemeingut der Schulmedizin, vieles ist immer noch umstritten.

Zu seinen Lebzeiten hat Professor Hackethal öfters Patienten zu mir geschickt, und auch ich habe fallweise mit ihm zusammengearbeitet. Dies geschah, obwohl er wusste, dass meine erste Facharztausbildung die zum Urologen war; immer, wenn er mit mir zu tun hatte, feixte er: „Wenn du einen Urologen siehst, musst du möglichst schnell Reißaus nehmen!“ Darüber haben wir öfters herzlich zusammen gelacht.

Die Massenmedien suchen immer nach einfach verständlichen „Etiketten“ für alles und jeden, und so hat man mich schon mehr als einmal „Den neuen Hackethal“ genannt oder den „Papst der biologischen Prostatakarzinom-Therapie“. Ich verwahre mich grundsätzlich gegen solche Bezeichnungen, und ich bin sicher, Professor Hackethal würde das genauso sehen, wenn er noch lebte. Er ist seinen Weg gegangen, und ich gehe meinen, vereint waren wir im Bemühen für das Wohl unserer Patienten. Natürlich führe ich einige seiner Ideen fort, und andere nach mir werden meine Ideen fortführen, da bin ich mir sicher.

Was bis heute fast niemand weiß: Ich hätte das Werk von Professor Hackethal eigentlich in einer viel konkreteren Weise fortsetzen sollen. Seine Witwe hat mich nach seinem Tod angesprochen, ob ich nicht die Hackethal-Klinik als kommissarischer Direktor weiter führen wolle. Der Gedanke war auf den ersten Blick natürlich verlockend, und wir haben intensive Verhandlungen und Gespräche darüber geführt.

Gescheitert ist die Sache an der Chemotherapie: Frau Hackethal ging auf die Vorschläge eines Mitarbeiters ein, der in der Klinik unbedingt Chemotherapie als begleitende Behandlung einführen wollte. Ich finde, dass die Chemotherapie in manchen Fällen durchaus ihren Platz in der Onkologie hat; ich behandle selber Patienten, die nebenher schulmedizinisch chemotherapiert werden. Aber in der Hackethal-Klinik, diesem weithin bekannten Hort der biologischen Krebstherapie, hatte Chemotherapie meiner Meinung nach nichts zu suchen. Die Zeit hat mir recht gegeben: Die Patienten blieben schließlich aus, und die Hackethal-Klinik musste ihre Pforten schließen.

Professor Hackethal hat vieles zu Recht kritisiert. Das genügt aber meiner Meinung nach heute nicht: Man muss sich auch konkrete und praktikable neue Therapieansätze überlegen. Das habe ich getan und konnte es an vielen Hunderten Patienten erfolgreich umsetzen.

Heiteres und Nachdenkliches

Zum Abschluss möchte ich Ihnen hier einige Geschichten aus meinem Leben als junger Arzt nicht vorenthalten. Ich bin fest überzeugt, dass mich diese Erlebnisse als Arzt geprägt und meine späteren Entscheidungen und Überzeugungen wesentlich beeinflusst haben.

Der Blender liest nach

Einer der wichtigsten und prominentesten Mediziner in meiner Ausbildung, bei dem ich Spezialwissen vor allem über den Darmverschluss erlangt hatte, wurde später in Süddeutschland Chef einer renommierten großen chirurgischen Klinik; die medizinische Welt und die Presse feierten diese Bestellung als große Ehre. Ein dortiger Oberarzt verbreitete nach einiger Zeit das Gerücht, der neue Chef könne gar nicht operieren. Ich war meinem Mentor in die neue Klinik als Assistent gefolgt und war sehr erbost über die Äußerungen dieses Kollegen.

Besagter Oberarzt operierte eines Tages in einer Notfalloperation ein 17-jähriges Mädchen. Wir sahen sofort, worum es ging: Ein etwa ein Meter langes Stück des Darms war völlig zerstört, der Darm hatte sich um die eigene Achse verdreht und die Blutversorgung abgeschnitten. Ein klassischer Darmverschluss! Mein Promotionsthema! Endlich einmal konnte ich das in der Praxis sehen und mit behandeln.

Alsbald kam mein Chef und Darmexperte zu der Operation geeilt. Er beugte sich über das Operationsfeld, runzelte eine Weile die Stirn und fragte dann den Oberarzt, seinen ärgsten Kritiker: „Warum haben Sie denn hier operiert?" Empörtes Schweigen von allen. Der Chef verließ eilig den OP-Saal. In diese Stille hinein sagte der Oberarzt, als der Chef gegangen war: „Jetzt geht er in sein Zimmer, nachlesen!"

In mir brach eine Welt zusammen. Wenn mein Mentor und Idol keine Ahnung hatte – woran sollte ich als junger Arzt jetzt noch glauben? Später hat man diesen Chef mit Schimpf und Schande aus der Klinik gejagt; ich vermute aber noch heute, dass man ihm eine große finanzielle Abfindung zugestanden hat.

Der Showmaster

Professor Korting war an der Universität Mainz ein Dermatologe von Weltruf. Die Dermatologie, ein vordergründig trockenes und langweiliges Fachgebiet, machte er zu einem spannenden Erlebnis für uns Studenten; er „verkaufte“ das Thema mit dem Charisma eines Pop-Stars.

So geschah es auch bei einer großen klinischen Visite, der ich als Famulus am Ende seines langen Gefolges beiwohnte. Korting stellte sich dabei vor seine gesamte Mannschaft und rief etwas lispelnd und mit hochrotem Kopf: „Eine Diagnose muss sofort aus einem Arzt herausschießen, wenn er einen kranken Menschen sieht. So etwa wie – er riss beide Arme theatralisch hoch – Schwester, das sind die Masern!“ Er drehte sich herum, zeigte auf den ersten Patienten und fragte listig in die Runde: „Na, was fehlt diesem Menschen?“ Totenstille, Schweigen im Walde.

Darauf spricht Korting direkt einen der Oberärzte aus der ersten Reihe vor ihm an. Nichts. Keiner weiß etwas, keiner will sich blamieren. Ich nehme meinen gesamten Mumm zusammen, trete wie das tapfere Schneiderlein todesmutig vor ihn hin und rufe in die Stille: „Herr Professor, das ist die seltene Krankheit: >Tâche à genoux' oder Kniefleck< und nenne sogar den Entdecker dieser Krankheit. Korting reißt die Augen auf, sagt nur kurz: „Richtig!“, blickt in die Runde der Spezialisten und meint noch: „Dieser Student wird ein gutes Staatsexamen machen!“ Ich folgte innerlich zitternd dem weiteren Verlauf der Visite. Ich bewunderte diesen Arzt damals wie heute und auch jetzt, nach seinem Tod, empfinde ich noch immer große Sympathie für ihn. Was mein Examen betrifft, sollte er übrigens recht behalten.

Der Darwinist

Mein ehemaliger Chef in der urologischen Abteilung war ein glühender Anhänger des Darwinismus, ein Großwildjäger vom Schlag Ernest Hemingways. Die Darwin'sche Lehre besagt in etwa, dass nur der Stärkere überlebt und erfolgreich im Leben ist. In diesem Stil führte er auch seine Klinik: Friss oder stirb!

Eines schönen Nachmittags, ich hatte Dienst, hörte ich aus dem Nebenzimmer unseres OPs seltsame klirrende Geräusche. Ich lugte neugierig um die Ecke und sah meinen Chef mit unserer ersten OP-Schwester vor einer riesigen Flasche Korn sitzen und bechern; beide in bester Laune und noch nicht wirklich betrunken.

Der Chef erblickte mich und rief erfreut: „Noch einer aus dem Affengehege!" Er liebte es, seine Ärzte mit Affen zu vergleichen. „Maar, komm, trink mit!" Wie sollte ich mich als Diensthabender Arzt verhalten? Der Chef wusste wohl, dass ich Dienst hatte, er mochte aber auch keine „Schwächlinge". Ich prostete also den beiden mit Todesverachtung und lachend zu, trank ein bisschen, verschwand so schnell wie möglich wieder und hatte die Situation gerettet. Am nächsten Tag blickte er mich bei der Visite kurz und durchdringend an und nickte kaum sichtbar, aber anerkennend.

Er war ein begnadeter Operateur, eine Koryphäe der Urologie. Ich habe selbst erlebt, wie ein arabischer Scheich vor ihm kniete und ihn anflehte: „Please, please save my life!" („Bitte, bitte, retten Sie mir das Leben!")

Nie wieder habe ich so einen souveränen Arzt wie ihn erlebt.

Chirurgen gegen Internisten

Mein Doktorvater in Mainz war ein weltberühmter Chirurg und Bauchspeicheldrüsen-Operateur, Autor des Buches „Ein Leben ohne Pankreas". Er prüfte mich mündlich zum Abschluss meines Promotionsverfahrens zusammen mit einem anderen Probanden.

Ich hatte schon viel in der Chirurgie gearbeitet, weil schon damals das Operieren eine große Faszination auf mich ausübte.

Er blickte mich an, lächelte und sagte: „Ja, ja, wir Chirurgen, nicht wahr Herr Kollege?“, wandte sich zu dem anderen Prüfling und fragte blitzschnell: „Und was wollen SIE einmal werden?“ Der antwortete selbstbewusst: „Ich werde Internist!“ Breites Grinsen beim Professor; er streckte seine rechte Hand hoch und spreizte seine fünf Finger: „Herr Kollege, dann nennen Sie mir doch mal fünf Erkrankungen, die ein Internist ursächlich heilen könnte!“ Der arme Kollege begann leicht zu stottern und zu haspeln: „Ja, äh, zum Beispiel die Zuckerkrankheit!“ Da klappte der Professor den kleinen Finger seiner rechten Hand als Zeichen seines Einverständnisses zurück. Der Proband weiter, eifrig: „Den Bluthochdruck!“ Wieder klappte der Prüfer einen Finger ein und fragte fordernd: „Und, weiter?“ Der Ärmste verstummte kümmerlich, der Professor ließ triumphierend die rechte Hand mit noch drei gespreizten Fingern sinken, guckte zwinkernd zu mir herüber und stellte mit Genugtuung: fest: „Wie gut, dass es Chirurgen gibt!“

Dieses lustige Erlebnis zeigte den heute nicht mehr so wichtigen Konflikt zwischen Internisten und Chirurgen. Oft blickten ja auch die Internisten geringschätzig auf die „Steinschneider“ herab. Dieser Konflikt zwischen Chirurgen und Internisten stammt übrigens bereits aus dem frühen Mittelalter!

Herkunft und Karriere

Eine frühe Begegnung werde ich nie vergessen; sie zeigte, wie auch heute noch Beziehungen und Herkunft eine wichtige Rolle in der Medizin spielen. Ich hatte mich auf der Suche nach einer Ausbildungsstelle im Saarland bei dem damaligen „Papst“ der Urologen beworben. Da ich gerade im Hamburger Universitätsklinikum Eppendorf eine Assistenzzeit absolvierte und er zufällig auch in

Hamburg war, schlug er ein Treffen im Nobelhotel Atlantic zum Kennenlernen vor.

Voll Herzklopfen eilte ich dorthin. Der berühmte Urologe hatte schlohweißes Haar, war klein und drahtig. Bevor ich irgendetwas sagen konnte, sprudelte es aus ihm heraus: „Also bei mir läuft das so: Erst 14 Tage Flirtphase, dann Assistenzzeit und Verlobung mit mir, danach bei weiterem Gefallen Hochzeit. Später dann Beförderung zum Oberarzt und danach keine Gedanken um die Zukunft: Ich suche für Sie eine Chefarztstelle. Noch Fragen?"

Ich war völlig perplex und sprachlos: „Nein." Er: „Was ist Ihr Vater?" Ich: „Prokurist in einem Kalksandsteinwerk." Er: „Was ist das?" Ich erklärte es ihm. Danach ging er, kehrte aber sofort wieder um fragte erneut: „Was war Ihr Vater gleich noch mal?" Diese bohrende Frage nach meinem Vater verunsicherte mich zutiefst, sie wäre wohl nicht gestellt worden, wenn mein Vater ein berühmter Arzt oder wenigstens Bankdirektor gewesen wäre. Den Posten habe ich übrigens nicht bekommen.

Ganz ähnlich verfuhr später sein Nachfolger mit den Bewerbern: Er stellte ausschließlich Söhne von Professoren aus Österreich ein, da er selber Wiener war.

Die sechs größten Irrtümer über Krebs

Wohl kaum eine Krankheit richtet so viel Leid unter den Menschen auf der ganzen Welt an wie Krebs; kaum eine Krankheit ist so weit verbreitet und doch so wenig erforscht. Und über kaum eine schwere Krankheit sind so viele Irrtümer und Halbwahrheiten im Umlauf wie über Krebs.

Wenn Sie oder ein Mensch in Ihrer Familie oder in Ihrem Freundeskreis von dieser Krankheit betroffen sind, werden Sie bald auf diese Irrtümer und Halbwahrheiten stoßen. Je mehr Sie sich informieren, lesen und fragen, desto mehr dieser Irrtümer werden Ihnen serviert werden.

Die am meisten verbreiteten Halb- und Unwahrheiten:

- **Jeder Krebs muss sofort operiert werden**
- **Jeder Krebs ist eine tödliche Krankheit**
- **Krebs ist eine lokale Krankheit**
- **Vom Sonnenbaden bekommt man Hautkrebs, Eincremen schützt dagegen**
- **Chemotherapie ist eine grundsätzlich wirksame Behandlungsmethode**
- **Der Körper kann sich nicht selber gegen Krebs helfen**

Irrtum Nr. 1
Jeder Krebs muss sofort operiert werden

Wenn Krebspatienten ihre Geschichte erzählen, kommt oft, in meinen Augen viel zu oft, ein gemeinsames Element in diesen Geschichten vor: Sobald die Diagnose gestellt ist, wird dem Patienten zu einer möglichst baldigen Operation geraten beziehungsweise zu einem schnellen Beginn der Bestrahlung oder der Chemotherapie. Dabei sind Menschen in einer solchen Situation oft geschockt und haben Angst; sie sind nicht in der Lage, die vielleicht wichtigste Entscheidung in ihrem Leben objektiv, nach reiflicher Überlegung und mit der richtigen Unterstützung zu treffen.

Tatsache ist: Die am meisten verbreiteten Formen von Krebs müssen nicht am nächsten Tag oder in der nächsten Woche nach der Diagnose operiert werden. Die Krankheit hat sich über längere Zeit entwickelt, und fast nie geht es in der Behandlung um Stunden oder Tage. Sie sollten in dieser Situation jede übertriebene Eile höflich, aber bestimmt zurückweisen und alles tun, damit das Beste für Sie getan werden kann. Holen Sie eine zweite oder dritte Meinung ein: Hier geht es schließlich um Ihr Leben, da sollten Sie nicht zögern, ein paar Tage Zeit, eine Bahnkarte und ein paar Euro Honorar für den Rat der besten Spezialisten zu verwenden. Jeder gute, erfahrene und selbstsichere Arzt akzeptiert die Meinung seiner Kollegen und den Wunsch seiner Patienten nach Gewissheit und Sicherheit.

Irrtum Nr. 2
Jeder Krebs ist eine tödliche Krankheit

Die Diagnose „Krebs“ wird von den meisten Menschen im ersten Moment als Todesurteil empfunden. Tumorerkrankungen üben eine

Faszination des Schreckens auf die Menschen aus, weit stärker als zum Beispiel Herz-Kreislauf-Erkrankungen. Obwohl mehr Menschen an Herzinfarkten und ähnlichen Krankheiten sterben, werden diese als weniger bedrohlich empfunden als Krebs; Herz-Kreislauf-Erkrankungen sind gründlicher erforscht, und man kann sie besser therapieren als Krebs. Man kann sich auch besser dagegen schützen!

Bücher und Fernsehsendungen über Krebs haben viel mehr Zulauf als Publikationen über andere Krankheiten. Hand aufs Herz: Hätten Sie dieses Buch auch gekauft, wenn es „Rebell gegen den Bluthochdruck“ hieße und vom Herzinfarkt handelte?

Die automatische Annahme, jedes Auftreten, jede sichere oder nicht ganz so sichere Diagnose von Krebs bedeute das Ende, ist völlig haltlos. Wie ich an anderer Stelle schon erwähnt habe, haben viele Menschen über 40 Krebsknoten in Brust oder Prostata, mit denen der Körper alleine fertig wird und die in den meisten Fällen nie entdeckt werden. Jeder ältere Mensch entwickelt andauernd einzelne Krebszellen in seinem Körper, die vom Immunsystem schnell vernichtet oder kaltgestellt werden. Viele Menschen bestehen zusammen mit ihren Ärzten erfolgreich den Kampf gegen die Krankheit; einige der am häufigsten auftretenden Formen der Krankheit können besonders gut therapiert werden.

Panik und Weltuntergangsstimmung sind also nicht die richtige Reaktion, wenn man selber oder ein Mensch, den man liebt, mit einer Krebskrankheit konfrontiert wird: Angst ist ein schlechter Ratgeber! Gerade in dieser Situation kommt es darauf an, die richtigen Entscheidungen zu treffen, Wichtiges von Unwichtigem zu unterscheiden und die eigenen Prioritäten von denen der anderen Menschen klar abzugrenzen.

Irrtum Nr. 3
Krebs ist eine lokale Krankheit

Mediziner in Lehre und Forschung behaupten nur selten ausdrücklich, dass Krebserkrankungen auf ein einzelnes Organ lokalisiert sind, bevor sie Metastasen an anderer Stelle hervorrufen. Und doch verhält sich die Schulmedizin in der Krebstherapie meist so, als ob es sich um eine klar begrenzte örtliche Krankheit handelte, die man einfach herausschneiden kann („weit im Gesunden") und mit ein bisschen Bestrahlung oder Chemotherapie quasi zur Sicherheit nachbehandelt, und dann sollte alles gut sein. Wenn man Pech hat, kommt die Krankheit wieder, aber das lässt sich nie voraussehen. So sieht heute im Prinzip die konservative Krebstherapie aus!

An dieser Einstellung hat sich seit Jahrzehnten praktisch nichts verändert; leider hat sich auch an den Erfolgen in der Krebsbekämpfung praktisch nichts verändert. Diese Auffassung von Krebs als lokal begrenzter und lokal behandelbarer Krankheit ist einer der schlimmsten Fehler in der heutigen Medizin und hat wahrscheinlich viele Millionen Menschen das Leben gekostet.

Krebs ist immer eine Krankheit, die jeden Bestandteil des Körpers betrifft – so wie jeder Bürger eines Staates von einem Krieg in irgendeiner Form betroffen ist: sei es, dass seine unmittelbare Umgebung zerstört wird, sei es, dass er als Soldat im Abwehrkampf mitmachen muss, sei es, dass seine Versorgung mit Lebensmitteln gefährdet ist oder dass im schlimmsten Fall sein gesamtes Land dabei untergeht.

Die Erkenntnis, dass Krebs und der Kampf dagegen den gesamten Organismus betreffen, ist eine der wichtigsten Grundlagen meiner Biologischen Intensivtherapie. Sie zielt darauf ab, Krebs an jeder Stelle des Körpers und in jedem Organ zu bekämpfen.

Irrtum Nr. 4
Vom Sonnenbaden bekommt man Hautkrebs, Eincremen schützt dagegen

Diese „Binsenweisheit" ist so alt und in den Köpfen der meisten Menschen so verankert, dass sie kaum jemals von irgendwem hinterfragt wird. Wenn man zu viel in der Sonne ist und zu oft Sonnenbrand hat, dann bekommt man irgendwann Hautkrebs, punktum. Wenn man sich schon in der Sonne aufhält, soll man sich mit Sonnencreme schützen.

Was steckt dahinter?

Die Hüter der Lehrweisheit in der Medizin sind gerne und schnell mit dem Argument der „Evidence Based Medicine" bei der Hand, wenn es darum geht, Neues in Frage zu stellen und komplementäre Heilmethoden in ein schiefes Licht zu stellen. Immer wird gefragt: Gibt es Studien, die das Neue beweisen? Wenn ja: Gibt es auch doppelblinde, randomisierte Studien? Sind diese Studien auch in den führenden und anerkannten Fachzeitschriften veröffentlicht?

Lassen Sie uns die erwähnten bewährten Binsenweisheiten über das Sonnenbaden auch einmal mit denselben Methoden auf Seriosität prüfen: Ist ein Zusammenhang zwischen Sonne und Hautkrebs in der anerkannten medizinischen Literatur dokumentiert, gibt es Studien darüber? Wenn man bedenkt, wie alt und verbreitet diese „Gesundheitsregel" über Hautkrebs durch Sonnen ist, müsste es doch eine Vielzahl von wissenschaftlichen Arbeiten darüber geben!

Fehlanzeige. Es gibt nur wenige Studien, und die beweisen im Prinzip das Gegenteil. Bewiesen ist ein Risiko durch Sonnenbestrahlung nur für Kinder und für Patienten, die Organtransplantationen erhalten haben. Die wenigen Studien, die es sonst zu dem Thema gibt, sind sehr unbestimmt und vage: Nichts Genaues weiß man nicht, es bedarf zusätzlicher Untersuchungen und so weiter.

Es gibt nur ganz wenige Studien, die mit lebenden Menschen konkret den Einfluss von Sonnenlicht und Sonnencremes auf die Entstehung von Hautkrebs untersucht haben. Die wahrscheinlich beste wurde durch Professor Garland und Kollegen von der Universität San Diego durchgeführt und 1990 veröffentlicht. Über zehn Jahre hinweg wurden Hunderttausende Matrosen der US Navy beobachtet und diejenigen, die im Laufe dieser Zeit Hautkrebs bekamen, näher untersucht; es waren dies 176 Männer. Dabei stellte sich heraus, dass die Matrosen, die beruflich ausschließlich unter Deck (also nicht im direkten Sonnenlicht) eingesetzt waren, öfter an Hautkrebs erkrankten als die, die an Deck in der Sonne oder in gemischter Verwendung Dienst taten! Zusätzlich stellten die Wissenschaftler fest, dass vor allem die Körperteile von Hautkrebs betroffen waren, die von der Kleidung bedeckt und nicht dem direkten Sonnenlicht ausgesetzt waren.

Ähnliche Schlussfolgerungen lässt eine ganz neue Studie von Dr. Veronique Bataille am St. Thomas Hospital in London zu: Bei einer Untersuchung über das Risiko von künstlichen Sonnenbänken an über 400 Patienten wurde quasi nebenbei statistisch festgestellt, dass häufiger Aufenthalt im Freien oder das Leben in südlichen Ländern mit viel Sonne keinen Einfluss auf das Auftreten von Hautkrebs hat.

Es ist teilweise recht spaßig zu lesen, wie manche Forscher verbreitete Vorurteile und ihnen widersprechende praktische Erfahrungen ganz arglos zusammenpacken: Professor Jason Rivers von der Abteilung für Dermatologie an der Universität Vancouver beginnt einen Fachartikel aus dem Jahr 2004 mit der kategorischen Feststellung: „Sonnenlicht ist die Hauptursache für die Entstehung von Hautmelanomen." Der übernächste Satz dieses Artikels lautet „Paradoxerweise haben Menschen, die im Freien arbeiten, ein geringeres Risiko, daran zu erkranken, als Menschen, die in geschlossenen Räumen arbeiten; dies deutet darauf hin, dass häufige Bestrahlung mit Sonnenlicht eine Schutzwirkung haben kann." Welch anmutiger Widerspruch! Was ist nun mit der Behauptung, dass Sonnencreme vor Hautkrebs schützt?

Auch da gibt es nur wenige Daten, die aus dem echten Leben gegriffen sind. Leslie Dennis, Professorin für Epidemiologie an der Universität Iowa, hat Ende 2003 mit Ihrem Team alle 18 Studien ausgewertet, die in den letzten 38 Jahren zu dem Thema erschienen sind. Das eindeutige Ergebnis dieser Auswertung war, dass es keinerlei Zusammenhang zwischen der Anwendung von Sonnenschutzcreme und dem Auftreten von Hautkrebs gibt. Sonnencreme schützt also vor Sonnenbrand, aber nicht vor Hautkrebs. Das Wort „Hautkrebs" im Zusammenhang mit all diesen Untersuchungen bezieht sich übrigens auf Melanome, die häufigste Form von Hautkrebs. Für einige seltene Formen von Hautkrebs gibt es tatsächlich bewiesene Zusammenhänge mit Sonnenbestrahlung als Ursache.

Irrtum Nr. 5

Chemotherapie ist eine grundsätzlich wirksame Behandlungsmethode

Die Chemotherapie ist eine der drei Säulen der herkömmlichen Krebstherapie, zusammen mit der Bestrahlung und der operativen Tumorentfernung.

Von diesen drei Behandlungsmethoden erzielt die Chemotherapie die schlechtesten Erfolge und schadet den Patienten am meisten (Mit „Chemotherapie" meine ich hier den Einsatz von Zytostatika, also „Krebszellkillern", und nicht die Verwendung von Antibiotika.) Zytostatika werden seit etwa 40 Jahren in der Tumortherapie eingesetzt, und man hat sich anfangs große Dinge von ihnen versprochen. Die grundlegende Idee der Chemotherapie ist, dass im gesamten Körper (der Fachausdruck dafür lautet

„systemisch") die Krebszellen durch einen chemischen Eingriff im Zellkern daran gehindert werden, sich zu teilen und zu vermehren. Dies soll gegenüber der Bestrahlung und der Operation den Vorteil haben, dass, meistens ergänzend nach einer Operation, kleinere Metastasen und sonst im Körper verbliebene Krebszellen bekämpft werden. Leider schädigen die Zellgifte der Chemotherapie auch gesunde Körperzellen, vor allem solche, die sich oft teilen: Knochenmark, Haarwurzeln und Schleimhäute. Die Folge sind Haarausfall, Übelkeit und Erbrechen und andere Nebenwirkungen.

Das körpereigene Abwehrsystem, das beim Kranken bis an die Grenzen seiner Leistungsfähigkeit gefordert ist, wird durch die Chemotherapie schwer in Mitleidenschaft gezogen und verschwendet seine Kräfte dadurch an einer Nebenfront. Der Verdacht liegt nahe, dass diese Schwächung des Immunsystems in vielen Fällen den Unterschied zwischen Sieg oder Niederlage im Kampf gegen den Krebs ausmachen kann.

Der Nutzen der Chemotherapie steht oft in keinem Verhältnis zu den Nebenwirkungen, unter denen der Patient leiden muss: Bei einem der größten Testprogramme in den USA vor zehn Jahren wurde untersucht, wie viele Patientinnen mit Brustkrebs überleben, die mit oder ohne Chemotherapie nach einer Operation behandelt wurden. Das Ergebnis war mager: Ganze 4,7 Prozent betrug zunächst die Steigerung der Überlebensrate für die Gruppe mit Chemotherapie. Nach der Aufdeckung eines Betrugs in der Studie (als dessen Folge der Leiter des Nationalen Krebsinstituts NCI zurücktreten musste) verringerte sich der tatsächliche Erfolg auf 4,1 Prozent.

Chemotherapie ist vermutlich bei nur etwa 10 Prozent der Krebsarten eine sinnvolle Behandlungsmethode, interessanterweise sehr oft bei Kindern. Grundsätzlich lässt sich eine Chemotherapie sehr gut mit meiner Biologischen Intensivtherapie kombinieren, die einerseits die Zerstörung der Krebszellen und andererseits eine

Unterstützung des Immunsystems bewirkt. Ich habe in meiner Tagesklinik fallweise Patienten, die begleitend in anderen Kliniken eine Chemotherapie erhalten. Dies belegen auch Empfehlungen der Gesellschaft für biologische Krebstherapie; sie zitiert Studien, nach denen die Erfolge der Chemotherapie viel höher sind, wenn parallel eine Hyperthermie durchgeführt wird. Eine mögliche Erklärung dafür wäre eine erhöhte wärmebedingte Durchblutung des Krebses und dadurch eine höhere Ansammlung chemotherapeutischer Substanzen im Tumor.

Irrtum Nr. 6
Der Körper kann sich nicht selber gegen Krebs helfen

Genau genommen beruht die gesamte herkömmliche Tumortherapie auf dieser Annahme: Der Organismus sei einer Krebserkrankung hilflos ausgeliefert, wenn sie denn einmal auftrete. Alle Hilfe muss von außen kommen, durch Operationen, Chemie und Bestrahlung. Wenn man Glück hat, gelingt dies, wenn man Pech hat, kommt die Krankheit wieder und setzt ihr Werk fort.

Bis vor etwa 20 Jahren wurde in der medizinischen Lehre schlichtweg geleugnet, dass es interne Schutz- und Abwehrmechanismen des Körpers gegen Krebs gibt. Heute weiß man einiges darüber, aber kaum jemand hat die Konsequenzen daraus gezogen: Die Unterstützung der Eigenabwehr müsste nicht nur eine vierte Säule in der Krebstherapie sein (neben Chirurgie, Chemotherapie und Bestrahlung), sondern sie müsste die stärkste und wichtigste Säule des Systems darstellen!

In Wirklichkeit ist die Unterstützung des Immunsystems eine ganz kleine Nebenfront im Krebskrieg, über die bei manchen Kongressen interessant diskutiert wird und über die es ein paar

Publikationen gibt. Konkret unternommen wird aber in dieser Sache zum Nutzen der Patienten so gut wie nichts. Fast alle tun so, als ob immer noch jede Hilfe für den Krebskranken von außen kommen müsste.

Die neun wichtigsten Tatsachen über Krebs

Hier finden Sie in kurzer und prägnanter Form die wichtigsten Dinge, die es über Krebs zu wissen gibt. Einiges davon haben Sie sicher schon einmal gehört, einiges wird Sie vielleicht überraschen.

Hier sind nur die „Highlights“ oder Eckdaten über die Krankheit angeführt; ausführlichere Information, die Sie interessieren könnte, finden Sie im übernächsten Kapitel.

Tatsache 1: *Krebs ist die zweithäufigste Todesursache in der Bundesrepublik*

Die meisten Menschen in Deutschland sterben an Herz-Kreislauf-Erkrankungen. Gleich danach folgen als Todesursache die Krebserkrankungen.

Tatsache 2: *Die Heilungsrate liegt zwischen 20 und 30 Prozent*

Laut der Weltgesundheitsorganisation WHO liegt die Heilungsrate bei Krebs gesamt zwischen 20 und 30 Prozent. Nur ein verschwindend geringer Teil der Patienten wird mit komplementärmedizinischen Methoden behandelt; Operationen, Bestrahlung und Chemotherapie zusammen können also nur etwa jeden vierten

Krebskranken am Leben erhalten. Diese Erfolgsquote hat sich in den letzten Jahren nicht wesentlich verändert.

Tatsache 3:
Die Ursache für Krebserkrankungen ist unbekannt

Diese Behauptung klingt fürs Erste vielleicht sehr hart und kategorisch, aber die Wahrheit sieht nun einmal so aus. Die genaueste Beschreibung, die die klügsten medizinischen Lehrbücher von der Entstehung von Krebs geben können, könnte man in der Umgangssprache als „genetischen Unfall" übersetzen. Eine einzelne Zelle verhält sich einfach nicht so, wie es ihr durch den „Bauplan" (die so genannte DNA) vorgegeben ist, den jede Zelle in sich trägt. Was dann passiert, ist weitgehend erforscht: Zellteilung, Wachstum, Kontrolle durch das Immunsystem, einige Krebszellhaufen schlüpfen durch die Kontrolle und rufen in manchen Fällen eine Erkrankung hervor.

Warum aber der erste in der Kette der Missetäter mutiert, sich also spontan im Erbgefüge ändert, ist weitgehend ein Rätsel. Manche Risikofaktoren und Zusammenhänge sind halbwegs gesichert, zum Beispiel zwischen Rauchen und Lungenkrebs, wenn auch mehr durch Erfahrung und Statistik. Insgesamt hat aber der riesige Einsatz von Forschungsmitteln und Arbeit in den letzten Jahrzehnten leider sehr wenig an verwertbaren Erkenntnissen hervorgebracht.

Tatsache 4:
Viele Menschen über 40 tragen einen kleinen Krebsherd in sich, ohne es jemals zu bemerken

Etwa jede vierte Frau und jeder dritte Mann in diesem Alter haben irgendwann einen kleinen Knoten in der Brust bzw. in der Prostata, von dem sie selber nichts merken und der wahrscheinlich nie diagnostiziert wird.

Tatsache 5:
Jeder dritte Deutsche wird an Krebs erkranken

Von drei Menschen erkrankt einer im Laufe seines Lebens an Krebs. Sieben von zehn Menschen, die Krebs bekommen, sind älter als 60 Jahre, es ist also eine Alterserkrankung.

Tatsache 6:
Jeder vierte Deutsche wird an Krebs sterben

Am häufigsten ist bei Frauen der Brustkrebs tödlich, gefolgt vom Darmkrebs. Bei Männern fordert Lungenkrebs die meisten Todesopfer, danach wie bei den Frauen Darmkrebs.

Tatsache 7:
Brustkrebs ist die häufigste Tumorerkrankung bei Frauen

Fast 50.000 Frauen in Deutschland erkranken jedes Jahr neu an Brustkrebs, etwa 30.000 an Darmkrebs. Wie bei allen Krebserkrankungen ist auch beim Brustkrebs das Auftreten stark vom Alter abhängig: Nur eine aus 6.000 Dreißigjährigen bekommt Brustkrebs, dagegen ist eine aus 600 Fünfzigjährigen davon betroffen.

Tatsache 8: Prostatakrebs ist die häufigste Tumorerkrankung bei Männern

Zwischen 30.000 und 35.000 Männer werden in Deutschland jedes Jahr neu mit Prostatakrebs diagnostiziert, etwas unter 30.000 mit Lungenkrebs. Das Auftreten von Lungenkrebs ist bei Männern allerdings rückgängig, bei Frauen dagegen im Zunehmen begriffen. Prostatakrebs bei Männern kommt immer häufiger vor, ist aber nicht so gefährlich wie Lungenkrebs: Jeder vierte männliche Krebstote ist an Lungenkrebs gestorben, aber nur jeder zehnte an Prostatakrebs.

Tatsache 9: Wenige Kinder erkranken an Krebs

Es ist besonders tragisch, wenn Kinder oder junge Menschen, die ihr ganzes Leben noch vor sich haben, an einem Tumor erkranken. Oft engagieren sich die Medien und prominente Menschen in dankenswerter Weise für Aktionen, die der Kinderkrebshilfe dienen.

Tatsächlich ist aber Krebs bei Kindern insgesamt eine relativ seltene Krankheit. Nur etwa 1.500 bis 1.800 Kinder im Jahr sind in Deutschland betroffen, verglichen mit circa 350.000 Erwachsenen eine geringe Zahl.

Geschichten vom Leben

Auf den folgenden Seiten möchte ich Ihnen einige Geschichten meiner Patienten, erzählt mit ihren eigenen Worten, näherbringen. Ich glaube, dass es für viele von Ihnen ermutigend ist, zu wissen, dass andere vor Ihnen den Weg erfolgreich gegangen sind, den Sie vielleicht noch vor sich haben.

Herr Manfred P.

Im Jahr 1990 war ich 48 Jahre alt und lebte als Unternehmer in V., etwa 60 km von Düsseldorf entfernt. Ich war verheiratet, hatte zwei Söhne und erfreute mich bester Gesundheit.

Ohne Vorwarnung entdeckte ich eines Tages Blut im Harn. Ich besuchte sofort einen Urologen, der Blasenkrebs diagnostizierte und mir zu einer sofortigen Operation riet. Ich zögerte nur kurz und entschied mich dann für die vom Urologen vorgeschlagene Operation; der Arzt hatte mich auf den schnellen Fortschritt der Krankheit in meinem Alter hingewiesen.

Kurz darauf wurde ich zum ersten Mal operiert; danach musste ich alle zwei Wochen wieder operiert werden, insgesamt viermal. Meine Familie war natürlich sehr besorgt. Eines Tages rief mich ein Onkel an: „Da gibt es in Düsseldorf einen Arzt, der mit ganz neuen Methoden arbeitet. Mit dem musst du einmal reden!"

Wir meldeten uns an und fuhren nach Düsseldorf in die Praxis. Ich wurde dort durchaus positiv aufgenommen, und man sagte mir, dass man mir helfen könne.

Kurz davor hatten mir die behandelnden Ärzte noch eine Rest-Lebenszeit von einem Jahr zugestanden. Außerdem hatten sie mir angedroht, mich als Patienten zu streichen, wenn ich mich für eine alternative Behandlungsmethode entschiede.

Trotzdem, oder vielleicht gerade deswegen, nahm ich das Behandlungsangebot an und fuhr dann ein halbes Jahr lang täglich nach Düsseldorf zur Therapie. Ein weiteres halbes Jahr hatte ich eine weniger intensive Behandlung, immer mit einigen Tagen Abstand.

Behandelt wurde ich hauptsächlich mit Mistel-Infusionen und zusätzlich mit Ozon. Die tägliche Behandlung war in keiner Weise unangenehm oder mit Schmerzen verbunden, außer Kleinigkeiten wie Haut-Quaddeln, die ab und zu einmal auftraten.

Anlässlich dieser Behandlung stellte ich auch meine Ernährung komplett um im Sinne einer biologischen Krebsabwehr; heute bin ich überzeugter Vegetarier. Auch dieser Tatsache messe ich einen großen Anteil an meinem Gesundheitszustand zu, der heute hervorragend ist.

Nach Ende der Behandlung, nach etwa einem Jahr, war der Blasenkrebs völlig verschwunden.

Einige Jahre nach meiner Heilung wurde ich wegen eines Harnleiterverschlusses operiert; das war in einem anderen Krankenhaus, wo ich von meiner früheren Erkrankung nichts erzählt hatte. Die Blase wurde dabei als völlig normal und gesund befundet! Die Ärzte fanden keinerlei Spuren meiner früheren Krebserkrankung.

Heute gehe ich zweimal jährlich zu Vorsorgeuntersuchungen und lasse natürlich auch Blutbefunde mit Tumormarker-Untersuchungen machen. Denen zufolge bin ich völlig geheilt.

Ich bin jetzt 62 Jahre alt und seit etwa 13 Jahren krebsfrei. Meine Firma habe ich inzwischen verkauft. Ich lebe in einem kleinen Ort in Niederrhein, bin glücklich geschieden, genieße meinen Ruhestand und beschäftige mich viel und gerne mit meinen Enkeln.

Die wissen ihren gesunden und vitalen Opa mit viel Freizeit sehr zu schätzen! So, wie ich heute lebe und wie ich mich fühle, sehe ich beruhigt einem zufriedenen Alter entgegen.

Frau Christine E.

Ich bin heute 66 Jahre alt. Ich war früher Lehrerin, bin jetzt in Rente und lebe in einem kleinen Ort etwa eine Autostunde von Düsseldorf entfernt.

Meine Geschichte begann im November 2003: Mir ging es plötzlich sehr schlecht, mein Hausarzt konnte aber keine eindeutige Diagnose stellen. Es wurde immer schlimmer, und wegen starker Atemnot wurde ich über Empfehlung eines befreundeten Arztes im Marienspital in Witten untersucht.

Die Ärzte dort fanden sehr viel Wasser in der Lunge. Dann stellte man Metastasen in der Lunge, im Darm und an den Eierstöcken fest. Die Ärzte beschlossen, eine Chemotherapie zu machen, die von Anfang Dezember 2003 bis Ende März 2004 durchgeführt wurde. Operationen waren erst nach der Chemotherapie geplant. Die Chemotherapie war sehr unangenehm, besonders der rasche Haarausfall erschreckte mich.

Zu Weihnachten fand ich in einer Wochenzeitung einen großen Bericht über einen Dr. Maar, der eine neuartige Behandlungsmethode bei Krebspatienten anwandte. Ich begab mich im Jänner 2004 in seine Behandlung. Über zwei Monate wurde ich dort täglich behandelt, danach in größeren Abständen. Dr. Maar wusste von der parallel stattfindenden Chemotherapie, hatte aber keine Einwände dagegen. Jetzt, einige Monate nach der Behandlung, geht es mir ganz ausgezeichnet. Eine vor kurzem stattgefundene Untersuchung hat ergeben, dass alle Symptome weitgehend gebessert sind. Die Tumormarker-Werte sind deutlich zurückgegangen. Ich werde bald eine Rehabilitationskur antreten. Einige Termine bei Dr. Maar muss ich noch wahrnehmen; ich freue mich darauf und bin sehr positiv eingestellt. Ich weiß, dass ich jetzt noch nicht gänzlich geheilt bin; in Kürze werde ich aber wieder völlig gesund sein. Davon bin ich überzeugt.

Frau Maria H.

Ich bin heute 52 Jahre alt und lebe in E., etwa 40 km von Düsseldorf entfernt. Ich bin Hausfrau, früher war ich Erzieherin. Ich bin verheiratet und habe zwei erwachsene Kinder.

Vor 14 Jahren war ich beim Gynäkologen zu einer Routineuntersuchung. Beim Abtasten fand er einen Knoten in der linken Brust und schickte mich zur Mammographie und zur Gewebeuntersuchung mittels Biopsie. Das Ergebnis war niederschmetternd: Krebs! Ich wurde sehr schnell operiert, Gott sei Dank war es eine brusterhaltende Operation. Danach musste ich mehrere Chemotherapien durchmachen, und nach einer Weile sah es so aus, als wäre alles überstanden.

Diese Hoffnung hielt sechs Jahre lang an: Dann verschlechterten sich meine Blutwerte sehr schnell, und ich wurde mit verschiedenen Methoden untersucht. Dann endlich das Ergebnis: Metastasen in der Lunge! Mit Medikamenten versuchten die Ärzte, die Wucherungen in den Griff zu bekommen, und es sah so aus, als wäre ihnen das gelungen. Aber nur bis vor vier Jahren, im Jahr 2000. Da kam es ganz dick: Man fand Metastasen in der Wirbelsäule, ein Rückenwirbel war schon gebrochen und es sah so aus, als müsste ich mich bald auf ein Leben im Rollstuhl einstellen.

Sie können sich vorstellen, wie ich mich gefühlt habe. Ich konnte fast nicht mehr aufstehen und musste starke Beruhigungsmittel einnehmen, um meine Situation zu ertragen. Die Nebenwirkungen einer Strahlentherapie verschlechterten mein Befinden noch weiter. Ich konnte fast nur mehr liegen und fühlte mich schlapp und elend.

Dann ein Lichtblick: Ich erfuhr von einem Vortrag über „Biologische Intensivtherapie" und ließ mich dort hinfahren. Dort hörte ich Dr. Maar über seine Therapiemethoden sprechen und fasste Vertrauen zu ihm. Zu den ersten Terminen bei Dr. Maar musste mich ein Krankenwagen bringen, weil ich selber nicht mehr gehen konnte. Nach einem Jahr anfangs intensiver und später ergänzender Therapie geht es mir jetzt sehr viel besser. Die Behandlung ist angenehmer als im Spital, und ich habe keine Beschwerden mehr. Ich kann wieder selber meinen Haushalt besorgen und mit meinem Mann Reisen unternehmen. Ich bin sehr froh, dass ich dem Rollstuhl noch einmal entkommen bin. Schade ist nur, dass ich nicht früher zu Dr. Maar gekommen bin!

Herr Manfred L.

Ich bin 65 Jahre alt, und lebe in B. im Saarland. Ich bin verheiratet und habe zwei erwachsene Kinder. Früher war ich Lehrer.

Vor vier Jahren war ich bei einer Vorsorgeuntersuchung. Dort stellte man bei mir einen hohen PSA-Wert fest. Bei weiteren Untersuchungen fand man ein Prostatakarzinom, das bei einer Operation radikal entfernt wurde. Nachbehandlung mit Hormonen. Der Befund nach der Operation war 3 B, der behandelnde Urologe wollte aber die weitere Entwicklung abwarten.

In der Zeitung „Welt am Sonntag" fand ich einen Artikel über einen Dr. Maar und begab mich mit einer gewissen Skepsis zu ihm; ich wollte aber nichts unversucht lassen. Im Jänner 2004 entschloss ich mich zu einer fünfwöchigen Behandlung bei Dr. Maar. Die Behandlung war in keiner Weise unangenehm, im Gegenteil:

Die Kreuzschmerzen, die ich bis dahin öfters gehabt hatte, verschwanden, und mein PSA-Wert, der zu Beginn der Behandlung auf 2,6 gewesen war, fiel auf unter 1. Eine Kernspintomographie wurde danach durchgeführt und zeigte, dass alles in bester Ordnung war.

In nächster Zeit gehe ich noch einmal zu einer Nachbehandlung, bin aber von meiner absoluten Heilung schon jetzt völlig überzeugt. Ich fühle mich heute als sehr ausgeglichener und harmonischer Mensch. Mein Hobby, das mich derzeit völlig ausfüllt, ist die Leitung eines Oratorien-Chores, der über unsere Gegend hinaus bekannt ist.

Das Buch des Lebens: Unser Gästebuch

Im Warteraum unserer Tagesklinik liegt seit geraumer Zeit ein Gästebuch auf. Patienten, die auf ihre Behandlung warten, sind dort oft für eine Zeit alleine mit ihren Gedanken, Sorgen, Ängsten und Hoffnungen; diesen Gefühlen können sie im Gästebuch Ausdruck verleihen. Ich lese oft nach der Arbeit in diesem Buch: Es ist eine der schönsten Belohnungen für meine Arbeit und gibt mir neue Kraft, wenn ich über die Erfahrungen unserer Patienten, von ihnen selber geschrieben, lesen kann. Die Berichte sind so verschieden wie die Menschen selbst: Manche wortgewandt, manche schlicht, manche nüchtern und manche so begeistert, dass es mir selbst schon unangenehm ist.

Wir haben lange überlegt, ob wir diese sehr privaten Gedanken in diesem Buch abdrucken sollen. Wir haben uns dafür entschieden, denn ich denke, dass das individuelle Erleben der Therapie durch den Patienten für jeden von Interesse ist, der etwas über diese Therapie erfahren möchte.

Hier sind nun einige Eintragungen aus dem Gästebuch; allgemeine Dankes- und Grußformeln (und selbstverständlich die Namen) haben wir weggelassen.

❖❖❖

Was keiner geglaubt hat, ist eingetreten: Mit jedem Tag Ihrer Behandlung fühle ich mich wie neu geboren. Ich hoffe, dass Sie gesund bleiben und noch vielen Menschen helfen können.

❖❖❖

Für Ihr Engagement und Ihre Fürsorge während meiner Behandlung danke ich Ihnen von ganzem Herzen. Ich bewundere, wie Sie für Ihre Überzeugung kämpfen, und hoffe, dass Sie noch lange Zeit Ihren Patienten helfen können.

❖❖❖

Meine Hoffnung, keine Metastasen mehr zu bekommen, hat sich durch Ihre Behandlung bestärkt. Ich fühle mich gut und danke Ihnen.

❖❖❖

Drei Monate täglich von W. nach Düsseldorf. Der Weg hat sich gelohnt! Dank Ihrer Therapie fühle ich mich trotz Chemotherapie wie ein gesunder Mensch, meine Laborwerte haben sich verbessert, und die Metastasen sind zurückgegangen. Ich kann jedem von dieser schlimmen Erkrankung betroffenen Menschen nur empfehlen, auch diesen Weg zu gehen.

❖❖❖

Durch die Behandlung habe ich wieder Mut bekommen. Ich werde auch weiterhin seine Hilfe in Anspruch nehmen.

❖❖❖

Das Gefühl, gesund zu sein, ist super! Was mir jetzt noch fehlt, sind Fakten, die dieses Gefühl untermauern. Bereits beim ersten Mal waren „meine Werte“ fast alle im grünen Bereich, und meine Ärzte staunten, was ihr „Gift“ doch alles vermochte. Ich hoffe, dass sie jetzt noch ein wenig mehr staunen werden. Bestimmt!

❖❖❖

OGNI GIORNO E UN REGALO

(Jeder Tag ist ein Geschenk) Seit zwei Jahren mache ich nun die Bio-Krebs-Therapie und bin sehr zufrieden, denn mein Gesundheitszustand ist stabil. Ich hoffe, dass es so bleibt.

❖❖❖

Auf biologische Krebsbehandlungsmöglichkeiten bin ich durch den Vortrag von Dr. Maar aufmerksam geworden. In dem vorgestellten Konzept sah ich eine erneute Chance, meiner Erkrankung entgegenzutreten. Das hat mich veranlasst, meine schulmedizinische Therapie mit der biologischen Krebstherapie zu kombinieren. Tatsächlich hat sich eine gesundheitlich stabile Lage erzielen lassen. Das Besondere und Schöne an dieser Kombinationstherapie ist für mich, dass es mir während der gesamten Behandlungszeit sehr gut ging. Sehr schnell hatte ich keine Schmerzen mehr und konnte somit ein normales Leben führen.

❖❖❖

Nach sehr hohen PSA-Werten begann ich die Behandlung bei Dr. Maar. Dank seines Therapieansatzes sind wir (nach fünf Monaten Behandlung) bei erträglichen Werten angelangt. Auch das Allgemeinbefinden hat sich wesentlich gebessert. (Später hinzugefügt:) P.S.: Der PSA-Wert ist bis heute von 1.000 auf 200 zurückgegangen; die Behandlung dauert an! Gott schütze Sie.

❖❖❖

Auch ich möchte mich für die intensive Behandlung in den zehn Wochen herzlich bedanken und hoffe, mein bisheriger Zustand stabilisiert sich nachhaltig. Oft denke ich daran, dass ich Sie vor zwei Jahren hätte kennenlernen sollen, als ich mit einem kleinen Rezidiv durch die Welt lief. Leider war mir dann in Unkenntnis der Weg Ihrer Methoden durch die Schulmedizin verschlossen und damit nahm das Drama seinen Lauf.

❖❖❖

Wende dein Gesicht der Sonne zu, dann fallen die Schatten hinter dich. (Afrikanisches Sprichwort)

❖❖❖

Die Therapie hat meinen Zustand stabil gehalten, ich fühle mich wohl und werde auch weiterhin die Intervallbehandlung bei Dr. Maar weiterführen. Es geht mir sehr gut.

❖❖❖

Dankbar und voller Hoffnung, dass diese schreckliche Erkrankung zum Stillstand gekommen und eventuell sogar eine Heilung möglich ist, verabschiede ich mich heute von Ihnen. Ohne Ihre Behandlungsmethode wäre dies nie und nimmer möglich gewesen, dessen bin ich mir sicher.

❖❖❖

Nach einigen Operationen und Chemotherapien bin ich im November 1998 in Ihre Praxis gekommen. Zuerst in Bielefeld, dann in Düsseldorf. Sie haben mich mit Tiefenwärme und biologischen Therapien regelmäßig behandelt. Diese Behandlung hat meinen Gesundheitszustand so stabilisiert, dass ich mich heute fast gesund fühle. Mit Gottes Hilfe, der Schulmedizin und Ihnen geht es mir wieder gut.

❖❖❖

Durch Ihren festen Willen, mir zu helfen, wurde ich sicher, meine Krankheit anzunehmen und zu besiegen.

❖❖❖

Meine einzige Hoffnung ist Dr. Maar. Seine Behandlung ist einmalig und vielversprechend.

❖❖❖

Ich habe neu Hoffnung auf Heilung geschöpft. Heute beginnen wir mit der Krebstherapie durch Dr. Maar bei meiner Frau. Es ist die letzte Möglichkeit und wir hoffen auf einen erfolgreichen Verlauf.

❖❖❖

Mein Körper und ich sind von der Therapie rundum begeistert!

❖❖❖

Die von Dr. Maar angewandte Tumor-Therapie bewirkte bereits zu Anfang der Behandlung eine spürbare Verbesserung meines Allgemeinbefindens. Ich bin dankbar, dass mit dieser Methode eine Heilung erreicht werden kann.

Die Methode ist: Einmalig, bahnbrechend in ihrer Art, schonend, etwas, worauf Kranke gewartet haben, nobelpreisverdächtig! Nobelpreisverdächtig! Erfolge sprechen für sich!

Was Sie als Patient über Krebs wissen müssen

Krebs ist Krieg im Körper

Denken Sie ein paar Minuten über diese Behauptung nach, und Sie werden erstaunliche Parallelen entdecken. „Krieg" ist ein Wort, das sehr viele Bedeutungen haben kann und ganz verschiedene Dinge beschreibt: vom „Rosenkrieg" einer Ehescheidung über eine lokale Stammesfehde bis hin zum Weltkrieg, der Millionen Menschen das Leben oder die Heimat kostet. Genauso hat der allgemeine Begriff „Krebs" ganz verschiedene Bedeutungen, die gewohnheitsmäßig in der Schulmedizin den Patienten nie oder fast nie erklärt werden. Dass es verschiedene Arten von Krebs gibt, die unter anderem nach dem Ort ihres Auftretens eingeteilt werden, wissen Sie vielleicht schon: Sarkome, Blastome, Karzinome und so weiter.

Man kann Art und Stadium einer Krebserkrankung aber auch nach der Größe oder Anzahl der Krebszellen beschreiben. Genau genommen kann eine einzelne Krebszelle schon der Beginn einer Erkrankung sein; aber so wie ein einzelner Soldat einer feindlichen Macht von einer Millionen starken Armee sofort gefangen genommen oder getötet wird, werden auch die meisten einzelnen Krebszellen von den Abwehrkräften des Körpers schnell vernichtet oder isoliert und unschädlich gemacht. Wenn Sie über 40 Jahre alt sind, passiert das wahrscheinlich in Ihrem Körper täglich mehrere Male und ist nichts Ungewöhnliches. Der Körper ist dafür gerüstet, einzelne „Guerillakämpfer“ oder kleine Gruppen davon unschädlich zu machen. Kritisch wird es erst, wenn die Zellhaufen sich über eine bestimmte Größe hinaus entwickeln; dann können sie zu einer ausgewachsenen Krebserkrankung führen, müssen aber nicht: Bis zu einer bestimmten Größe können kleine Krebsherde sehr oft von der körpereigenen Abwehr zum Stillstand gebracht und durch Einkapselung isoliert werden. Internationale Fachleute in der Onkologie schätzen, dass jede vierte Frau über 40 Jahren irgendwann einen solchen „stillen Krebs“ in der Brustdrüse hat und jeder dritte Mann im gleichen Alter in der Prostata. Auch das ist „Krebs“ – obwohl Arzt und Patient meist davon nichts wissen und auch keine Beschwerden auftreten!

Woher Krebs kommt

Ihr Körper besteht aus ungefähr 70 Billionen Zellen. Eine Billion ist ein Million mal einer Million, die Anzahl der Zellen in Ihrem Körper ist als 14.000 mal so groß wie die Weltbevölkerung! Jede Zelle Ihres Körpers hat denselben Bauplan, der in der DNA festgelegt ist.

DNS/DNA

Desoxyribo**n**uklein**s**äure (englisch: **d**esoxyribo**n**uclein**a**cid); bildet bei den meisten Lebewesen (ausgenommen manche Viren) das genetische Material (Erbgut); ist im Zellkern, in den Chromosomen lokalisiert; Träger der genetischen Information eines Lebewesens. Jede Zelle enthält den gesamten Bauplan für alle anderen Körperzellen; diese Eigenschaft macht sich die Wissenschaft beim „Klonen“ zu Nutze.

Jede Zelle ist eigentlich ein eigenständiger Organismus mit eigener Energieproduktion und eigenem Stoffwechsel, sie kann Nahrung aufnehmen und ausscheiden. Außerdem enthält jede Zelle einen riesigen Datenspeicher, dessen Zweck uns erst zu einem kleinen Teil bekannt ist. Alle Zellen unseres Körpers sind durch ihr Erbgut darauf programmiert, nützliche Mitglieder der großen Körperfamilie zu sein und ihre spezialisierte Aufgabe im Verbund des Organismus zu erledigen. Ob Nervenzelle, Muskelzelle oder Bindezelle – jede hat ihre Aufgabe, der sie nachgeht, bis sie stirbt und durch eine andere, neu herangewachsene Zelle ersetzt wird. Die Lebensdauer der einzelnen Zellarten ist sehr unterschiedlich: Muskel- oder Nervenzellen vermehren sich zum Beispiel nicht oder fast nie.

In dieser riesigen Gemeinschaft von fleißigen, spezialisierten Facharbeitern gibt es immer wieder einige, die nicht mitspielen wollen und anders sind. Als Kinder sind sie unauffällig und sehen aus wie andere Zellen auch. In der Pubertät, an der Schwelle zum Erwachsenwerden, werden sie auffällig: Sie übernehmen keine nützliche Funktion in der Gemeinschaft, sie sind nicht geordnet fleißig, sondern von ungezügelter, wirrer Aktivität, sie vermehren sich schnell und planlos, sie gehen keine länger dauernden festen Bindungen ein. Aus der pubertären, „halbstarken" jugendlichen Krebszelle wird mit zunehmender Reife ein Räuber und Mörder. Wie in der „großen" Welt sind einzelne Kriminelle oder kleine Gruppen davon für das gesamte Gemeinwesen nicht ernsthaft gefährlich; sie werden von der Polizei oder (in schwereren Fällen) vom Militär schnell und diskret vernichtet oder festgesetzt und kaltgestellt.

Erst, wenn die Ansammlung von Krebszellen eine bestimmte kritische Masse überschreitet und wenn der Körper gerade durch andere Einflüsse schlecht disponiert ist, kann der Krieg, den wir gewöhnlich Krebs nennen, im Körper voll ausbrechen. Dieser Krieg betrifft dann den gesamten Organismus und nicht nur die Stelle, wo er zuerst ausgebrochen ist.

Die sieben Schritte von der Einzelzelle zum Tumor

- **Unterdrückung des programmierten Zelltodes (medizinisch „Apoptose“ genannt)**
- **Eigene Regeln aufstellen: Produktion eigener Wachstumssignale**
- **Auf niemanden hören: unempfindlich gegen Botschaften (z. B. gegen Antiwachstumsfaktoren)**
- **Selbstversorgung aufbauen: abnorme Bildung von Gefäßen**
- **Raubzüge: in gesundes Gewebe eindringen und Metastasen bilden**
- **Raumanspruch: unbeschränktes Wachstumspotential**
- **List: Tarnen und Täuschen gegen die Immunabwehr**

Wie Sie bereits wissen, erkranken viel mehr ältere als junge Menschen an Krebs. Der Grund dafür ist wahrscheinlich, dass im höheren Alter das Abwehrsystem nicht mehr so leistungsfähig ist und die feindlichen Truppen eher einen Weg finden, an der körpereigenen Verteidigung vorbeizuschlüpfen.

Andere Ursachen für die Entstehung von Krebs sind nicht ganz so genau festzumachen. Einige Verdächtige sind schon weitgehend überführt, so zum Beispiel das Rauchen als Hauptursache für Lungenkrebs. Wir alle hören zwar immer wieder Alltagsgeschichten, die den Zusammenhang zwischen Zigaretten und Lungenkarzinom relativieren sollen: Der Großvater, der über 90 Jahre alt geworden ist und dabei täglich zwei Päckchen geraucht hat; der Arbeitskollege und Nichtraucher, der mit 30 Jahren an Lungenkrebs erkrankt ist. Aber der Missetäter kann angesichts der erdrückenden Beweislast nicht leugnen. Der statistische Zusammenhang zwischen Rauchen und Krebs ist ganz klar bewiesen, und mehrere krebserregende Inhaltsstoffe in der Zigarette sind eindeutig nachgewiesen.

So haben Raucher 20-mal häufiger Lungenkrebs als Nichtraucher, aber auch fünfmal öfter Mundhöhlenkrebs und Speiseröhrenkrebs, zehnmal mehr Kehlkopfkrebs, doppelt so oft Darm-, Bauchspeicheldrüsen- und Nierenkrebs und viermal so oft Blasenkrebs. Lust auf eine Zigarette?

Weniger bekannt ist wahrscheinlich der Zusammenhang zwischen Gelbsucht und Leberkrebs. Die Erreger der Hepatitis B können auch Krebs in der Leber hervorrufen und durch einen heimtückischen Mechanismus die genetischen Voraussetzungen dafür schaffen. Auch andere chronische Infektionen stehen im Verdacht, Krebs auszulösen, so könnte zum Beispiel Helicobacter pylori, eine weit verbreitete Mageninfektion, eventuell Magenkrebs auslösen. Bis zu 15 Prozent aller Krebsfälle werden wahrscheinlich durch länger andauernde Infektionen hervorgerufen.

Bei anderen Verdächtigen müssen wir uns in der Medizin auf Indizienbeweise stützen; wir nennen diese Disziplin die Epidemiologie. Diese ist eine Verknüpfung von Medizin und Statistik, die Fragen untersucht wie: Haben viele Menschen, die sich von den gleichen Lebensmitteln ernähren, auch die gleichen Erkrankungen? Es scheint so, zum Beispiel bei geräuchertem Fleisch und Magenkrebs. Hat der Wohnort etwas mit dem Auftreten von Krankheiten zu tun, zum Beispiel in der Nähe von Kernkraftwerken oder Hochspannungsleitungen?

Insgesamt sieht die Schulmedizin etwa 15 Prozent der Krebserkrankungen als durch spontane Zellmutationen (also quasi „zufällige“ Veränderungen) bedingt, 5 Prozent durch erbliche, also genetische Veranlagung, und 80 Prozent durch Umwelteinflüsse wie Rauchen oder Ernährungsgewohnheiten. Selbstverständlich gibt es auch Kombinationen oder Mischformen dieser Krankheitsursachen, dies nennt man in der Medizin Cocarcino-Genese.

Dafür gibt es die Formel

D + E + A = C,

das heißt in medizinischer Sprache:

Disposition + Exposition + Age = Cancer

Auf Deutsch: Veranlagung + Äußere Einflüsse + Alter = Krebs.

Mögliche Ursachen einiger Krebserkrankungen:

Darmkrebs: genetisch, Ernährung
Brustkrebs: genetisch, Alkohol, Hormone
Lungenkrebs: Rauchen, Industrie
Prostatakrebs: genetisch, Ernährung
Gebärmutterhalskrebs: Viren, sexuelle Aktivität, Rauchen
Leberkrebs: Viren, Alkohol, Schimmelpilze, berufsbedingte Risiken

Das Immunsystem

Die Polizei und das Militär des Körpers, von denen wir vorhin gesprochen haben, ist das körpereigene Abwehrsystem, auch Immunsystem genannt. Wie die Sicherheitskräfte in der „großen" Welt ist es in verschiedene Gruppen und Spezialisierungen eingeteilt.

Die erste Abwehr gegen Eindringlinge im Körper ist das unspezifische Immunsystem des Körpers. Das sind sozusagen die Fußtruppen: vielseitig, immer parat und schnell zur Stelle, nicht besonders intelligent und mit schlechtem Gedächtnis. Diese einfachen Infanteristen des Körpers (Phagozyten oder Fresszellen genannt) können die meisten Bakterien, Viren und auch Tumorzellen schnell und nachhaltig beseitigen, sobald sie auftreten. Sie fressen sie einfach auf und verdauen sie! Auch als „Müllabfuhr" haben die Fresszellen eine wichtige Rolle im Immunsystem.

Weitere Vertreter des unspezifischen Immunsystems in Ihrem Körper sind die Leukozyten oder Killerzellen. Sie haben die nützliche Fähigkeit, Veränderungen an der Oberfläche einer Zelle zu erkennen, die von einem Virus befallen oder krebsartig verändert sein könnte; sie sind sozusagen Aufklärer und Kampftruppe in einem.

Die Spezialisten

Das unspezifische Immunsystem kann in den meisten Fällen unerwünschte Eindringlinge im Körper unschädlich machen; es betreibt sozusagen das Tagesgeschäft der Sicherheit und Abwehr. Manchmal aber schlüpfen Eindringlinge durch diese erste Verteidigungslinie hindurch. In diesem Fall sind die Spezialisten gefordert: das spezifische Immunsystem. Das unspezifische Immunsystem ist angeboren, sozusagen mitgeliefert; die Angehörigen der Spezialtruppe des spezifischen Immunsystems dagegen sind erworben, das heißt, sie werden je nach Bedarf im Lauf des Lebens erst ausgebildet.

Es gibt zwei „Waffengattungen" des spezifischen Immunsystems: die T Lymphozyten und die B-Lymphozyten. Beide Arten von Lymphozyten wachsen im Knochenmark; die B-Zellen werden dort auch ausgebildet und verlassen es erst, wenn sie einsatzbereit sind. Jede einzelne solche B-Zelle ist darauf eingerichtet, nur ein einziges Antigen, also eine einzige Art aus der riesigen Vielzahl der möglichen Feinde, zu erkennen und zu bekämpfen. Das ist die wohl stärkste denkbare Spezialisierung!

Die B-Lymphozyten wandern durch die Blut- und Lymphgefäße im Körper; jede hält Ausschau nach genau dem einen Antigen, auf das sie trainiert ist. Begegnen sie einem solchen, werden sie sofort aktiv: Sie bilden viele Tochterzellen, von denen jede einzelne zur Abwehr 100 Millionen Antikörper pro Stunde bilden kann, immer nur für das eine Antigen, auf das diese eine B-Zelle spezialisiert ist.

Was sind Antigene?

Antigene sind Stoffe, die vom Immunsystem und seinen Antikörpern als „fremd“ erkannt werden und eine Immunreaktion auslösen. Solche Oberflächenmerkmale kommen z. B. auf Bakterien, Viren und Körperzellen vor.

Was sind Antikörper?

Antikörper sind von Immunzellen (B-Lymphozyten) gebildete Proteine, die gezielt Antigene auf der Oberfläche von Krankheitserregern, Zellen oder Molekülen erkennen und sich an sie binden. Antikörper dienen dem Immunsystem zur Erkennung und Zerstörung von Erregern oder abnormen Zellen.

Ein Teil dieser Tochterzellen der B-Lymphozyten dient allerdings nicht der Produktion von Antikörpern. Sie haben die Aufgabe, sich den Erreger zu merken und mit dieser Erinnerung bei einem neuen Auftreten desselben Erregers viel schneller viel mehr Antikörper zu produzieren als beim ersten Mal. Das spezifische Immunsystem ist dadurch lernfähig und optimiert sich laufend selber.

Die anderen Angehörigen des spezifischen Immunsystems sind die T-Lymphozyten. Das „T“ in ihrem Namen steht für „Thymus“; Sie verlassen nämlich (im Gegensatz zu den B-Lymphozyten) das Knochenmark schon, bevor sie voll einsatzfähig sind, und lassen sich im Thymus nieder. Der Thymus (in der Umgangssprache „Bries“ genannt) ist eine Drüse hinter dem Brustbein, über dem Herzbeutel. Seine Besonderheit ist, dass er beim Kind voll ausgebildet ist und sich beim Erwachsenen stark zurückbildet.

Die T-Lymphozyten absolvieren im Thymus ein komplettes Ausbildungsprogramm: Sie lernen, körpereigene Strukturen und Antigene zu erkennen. Bei einer Art „Abschlussprüfung“ werden diejenigen T-Zellen ausgeschieden, die die körpereigenen Strukturen nicht gut erkennen können, also Freund und Feind nicht gut auseinanderhalten können. Außerdem werden diejenigen eliminiert, die im Verdacht stehen, sich rebellisch gegen den Organismus selbst zu wenden – das wäre ein sogenanntes Autoimmunverhalten. Die anderen, die erfolgreichen Absolventen unter den T-Zellen, treten dann ihren Dienst in den Blut- und Lymphgefäßen an und suchen, wie die B-Lymphozyten, nach dem Antigen, für das sie zuständig sind.

Es gibt zwei Arten dieser T-Lymphozyten. Die T-Helferzellen werden nicht selber gegen Viren und Tumorzellen aktiv, sondern arbeiten als Aufklärer. Wenn sie durch ein passendes Antigen alarmiert werden, verständigen sie über Botenstoffe andere Kämpfer (B-Lymphozyten und Makrophagen), die dann die Eindringlinge bekämpfen. Die anderen T-Zellen nennt man „zytotoxisch", zellvergiftend. Sie bekämpfen selber Viren, Tumorzellen und andere Übeltäter; ihre Waffen sind Proteine, die Löcher in die Zellmembran des Gegners brennen.

Die T-Zellen vermehren sich ebenfalls bei einem Einsatz, genau wie die B-Zellen. Auch von diesen Ablegern dienen einige nicht als Kämpfer, sondern als Bewahrer der Erinnerung, damit bei einem zweiten Angriff desselben Gegners schnellere Abwehrmaßnahmen getroffen werden können.

Tarnen und Täuschen

Fast alle Krebszellen werden durch dieses ausgereifte Zusammenspiel der Immunabwehr-Truppen schnell unschädlich gemacht. Das passiert andauernd, ohne dass wir es merken. Fast alle? Ja, leider. Einige wenige Krebszellen schaffen es, sich mit List und Tücke an den Abwehrmechanismen vorbeizuschwindeln. Dafür haben sie mehrere Tricks auf Lager. Die Escape- und Masking-Mechanismen, also Verkleidungstechniken, bestehen zum Beispiel darin, dass Tumorzellen ihre Oberfläche, die von der Immunabwehr erkannt werden könnte, verändern; sie ziehen sozusagen ihre Uniform aus! Oder sie unterdrücken so weit wie möglich die Bildung verräterischer Antigene – nur kein Geräusch machen!

Manche Tumorzellen schaffen es auch, in von ihnen beherrschten Blutgefäßen den Zugang für die „Spezialtruppe" der Abwehr, die T-Zellen, unpassierbar zu machen, indem sie ein Adhäsions- oder Andockmolekül in diesen Gefäßen unterdrücken. Andere Tumorzellen können sogar Moleküle abwerfen, um die Immunabwehr abzulenken! Der Feind ist also nicht nur bösartig, sondern auch listig.

Ich habe Ihnen hier den recht komplexen Aufbau des menschlichen Immunsystems ziemlich eingehend erklärt. Der Grund dafür ist nicht nur, dass diese Abwehrtruppen des Körpers eine faszinierende Armee sind; ihre Funktion ist einer der wichtigsten Bestandteile für das Funktionieren meiner Biologischen Intensivtherapie! Es gibt nämlich einen direkten Zusammenhang zwischen dem Entstehen von Krebs-Metastasen und Mikrometastasen und dem Zustand des Immunsystems.

Ein Feind, viele Namen

Es gibt etwa 150 bekannte Arten von Krebs. Diese unterscheiden sich zum Teil ganz extrem voneinander. Es kommen sehr verbreitete und ganz seltene vor, harmlose und extrem bösartige, schnell und langsam wachsende.

Die bösartigsten Arten von Krebs sind der Lungenkrebs (Bronchialkarzinom), das Speiseröhrenkarzinom sowie das Bauchspeicheldrüsen- und das Leberkarzinom.

Diese Krankheiten überleben weniger als zehn Prozent der Betroffenen länger als fünf Jahre lang.

Besonders hohe Überlebensraten (über 85 Prozent länger als fünf Jahre) gibt es beim Schilddrüsenkarzinom, bei oberflächlichem Hautkarzinom sowie bei Magen- und Darmkrebs im Frühstadium.

Sehr selten kommen Knochensarkome, Leukämie und Kinderkrebs vor.

Im Folgenden beschreibe ich Ihnen ganz kurz die Arten von Krebs, die besonders oft vorkommen oder besonders gefährlich sind.

Bauchspeicheldrüsenkrebs

Der Krebs der Bauchspeicheldrüse (Pankreaskarzinom) ist ziemlich selten, aber sehr gefährlich. Nur jeder fünfzigste Krebspatient hat diese Art von Krebs, aber jeder vierte Krebstote.

Bauchspeicheldrüsenkrebs ist sehr schwer im Frühstadium zu diagnostizieren. Wenn er einmal diagnostiziert wird, hat jeder zweite Patient bereits Metastasen. Die meisten Patienten mit Bauchspeicheldrüsenkrebs sind um die 60 Jahre alt.

Blasenkrebs

Auch diese Krebsart ist recht selten, sie betrifft etwa zwei Prozent der Patienten. Dreimal so viele Männer wie Frauen leiden darunter. Kleinere Tumore können endoskopisch über die Harnröhre entfernt, bei größeren muss die gesamte Blase operativ entfernt werden. Die Entscheidung darüber ist unter anderem abhängig vom Ergebnis der feingeweblichen Untersuchung.

Blasenkrebs betrifft vor allem ältere Männer, nur jeder zwanzigste Patient ist unter 45 Jahre alt. 80 Prozent der Fälle werden früh entdeckt und können relativ einfach therapiert werden. Die Krankheit tritt jedoch in mehr als der Hälfte der Fälle wieder auf. Metastasen kommen vor allem in der Leber vor.

Bronchialkarzinom oder Lungenkrebs

Lungenkrebs ist in Deutschland bei Männern die zweithäufigste Krebsart. Der größte Risikofaktor ist Rauchen, aber auch berufliche Staubbelastung. Drei Viertel der Fälle betreffen das sogenannte nicht-kleinzellige Bronchialkarzinom, dieses ist meist lokal und kann bei 20 Prozent der Patienten operiert werden. Das kleinzellige Bronchialkarzinom dagegen hat bei vier von fünf Patienten zum Zeitpunkt der Diagnose schon Metastasen gebildet und wird zumeist mit Chemotherapie behandelt. Die Überlebenszeit ist in der Regel kurz (sechs bis zwölf Monate).

Brustkrebs (Mammakarzinom)

Jede zehnte Frau erkrankt irgendwann in ihrem Leben an dieser Art von Krebs. Risikofaktoren sind die familiäre Häufung von Brustkrebs, Übergewicht, späte oder keine Schwangerschaften und Hormontherapien, vor allem mit Östrogenen. Bei etwa einem Drittel der Patientinnen muss die gesamte Brust operativ entfernt werden, da der Tumor größer als zwei Zentimeter ist. Nach brusterhaltenden Operationen wird in den meisten Fällen anschließend bestrahlt. Metastasen bilden sich vor allem in Lunge und Leber.

Darmkrebs

Die zweithäufigste Ursache von Krebstod in Deutschland. Entsteht vor allem im Dickdarm. Risikofaktoren sind chronische Darmentzündungen und Ernährung mit wenig Ballaststoffen. Tritt vor allem in wirtschaftlich hoch entwickelten Ländern auf. Frühe Stadien werden oft mit Hämorrhoiden verwechselt. Darmkrebs wird meistens operiert; wenn der Tumor mehr als acht Zentimeter im

Körper liegt, wird ein künstlicher Darmausgang angelegt. Bei früher Diagnose und Operation liegen die Heilungschancen bei fast 100 Prozent. Metastasen vor allem in der Leber.

Eierstockkrebs

Das Ovarialkarzinom ist selten, aber sehr bösartig. Früherkennung ist kaum möglich, familiäre Häufung wird oft beobachtet. Therapie durch Operation mit anschließender Bestrahlung.

Gebärmutterkrebs

Kommt häufig vor, bei frühzeitiger Erkennung gut zu therapieren. Betrifft vor allem Frauen nach der Menopause. Risikofaktoren sind Übergewicht, Bluthochdruck, Diabetes und Unfruchtbarkeit. Therapie durch Totaloperation, danach Bestrahlung. Keine Chemotherapie.

Leberkrebs

In Europa sehr selten, in Asien und Afrika wesentlich häufiger. Risikofaktoren sind Hepatitis-B und Leberzirrhose. Schwer zu operieren, geringe Überlebenszeit (sechs bis zehn Monate).

Magenkrebs

War früher wesentlich mehr verbreitet als heute. In Asien immer noch häufig, vermutlich durch andere Ernährung bedingt. Risikofaktoren sind falsche Ernährung, vor allem aber Helicobacter pylori, der Verursacher der Gastritis. Metastasen vor allem in den Lymphknoten, außerdem Leber und Lunge. Therapie vorwiegend durch Operation, in leichten Fällen laparoskopisch. Strahlentherapie selten, Chemotherapie so gut wie nie.

Morbus Hodgkin

Lymphknotenkrebs, breitet sich über die Lymphbahnen im Körper aus. Tritt auch bei Kindern auf. Bei lokalem Auftreten Strahlentherapie, sonst Chemotherapie. Durch diese Therapien kann oft ein zweites Karzinom verursacht werden, vor allem Lungen-, Schilddrüsen- und Mammakarzinome (Brustkrebs). Gut therapierbar, auch in fortgeschrittenem Stadium.

Non-Hodgkin-Lymphome

Dies ist ein Sammelbegriff für eine Vielzahl verschiedener Krebserkrankungen des Lymphgewebes. Deren Einteilung ist kompliziert, es gibt weltweit mehrere verschiedene Klassifikationen. Auslöser oder Risikofaktoren können Virusinfektionen, Störungen des Immunsystems, manche Medikamente und ionisierende Strahlen sein. Je nach Art der Erkrankung sehr gute bis sehr schlechte Überlebensaussichten.

Prostatakrebs

Dies ist die häufigste Form von Krebs bei Männern. Im Frühstadium gibt es keine Beschwerden, daher sind regelmäßige Vorsorgeuntersuchungen beim Urologen besonders wichtig. Früherkennung ist durch Tastbefund und Messung des PSA-Werts möglich, aber auch durch Magnetresonanztomographie oder Ultraschall. Am häufigsten kommt das Prostatakarzinom bei Männern über 80 vor. Die häufig auftretende gutartige Vergrößerung der Prostata (Prostatahyperplasie oder Prostataadenom) ist kein Risikofaktor. Eindeutige schulmedizinische Diagnose durch Feinnadelbiopsie. Zum Zeitpunkt der Diagnose habt ein Drittel der Patienten bereits Metastasen. Therapie meist durch Operation mit anschließender Bestrahlung. Da diese Art von Krebs sehr weit verbreitet ist und sehr viele davon betroffene Patienten in unsere Tagesklinik kommen, haben wir dem Prostatakarzinom in diesem Buch ein eigenes Kapitel gewidmet.

Diagnose

Es gibt eine ganze Reihe von Möglichkeiten der „Aufklärung" im Krieg gegen den Krebs, mit denen der Arzt das Vorhandensein, die Art und das Stadium der Erkrankung feststellen kann. Genaue Planung und Vorsicht ist hier allerdings angesagt. Manche Mediziner behaupten, dass der Ausbruch oder die Ausbreitung einer Krebserkrankung durch eine schlecht gewählte Diagnosemethode beschleunigt werden kann.

In den meisten Fällen werden mehrere Diagnosemethoden kombiniert, um Gewissheit zu erhalten. Der Arzt kann Laboruntersuchungen, Gewebeproben und bildgebende Verfahren durchführen lassen, aus denen sich das endgültige Bild ergibt.

Gewebeuntersuchung

Allgemein wird in der Schulmedizin die Diagnostik anhand der Gewebeuntersuchung als die zielsicherste Methode zur Erkennung einer Krebserkrankung angesehen. Dazu wird Gewebe mit einer Nadel, mit einer Stanze oder mit einem Skalpell entnommen oder herausgeschnitten.

Leider ist diese Methode nicht ohne Risiko: Wenn man mit einer dünnen Nadel in die Mitte des Krebsherdes trifft und eine Probe entnimmt, werden einige Hunderttausend bis einige Millionen Krebszellen freigesetzt und verteilen sich im gesamten Körper. Dadurch können sich irgendwo im Körper Mikrometastasen bilden; später, wenn die Ersterkrankung vielleicht als geheilt angesehen wird, können sich aus diesen zunächst unsichtbaren Mikrometastasen „echte" Metastasen oder Tochtergeschwüre bilden, die meist gefährlicher und tödlicher sind als die ursprüngliche Krebserkrankung. Mit Proben, die mit der Feinnadel gezogen werden, kann man nur Zelluntersuchungen anstellen, keine Gewebeuntersuchungen.

Aus der Zelldiagnostik kann man zwar Krebszellen feststellen, gewinnt aber keine Information, ob diese aktiv sind oder nicht. Dafür braucht man eine Gewebeuntersuchung, für die mindestens eine Stanzbiopsie nötig ist. Bei diesem größeren Einschnitt entstehen Wunden im Krebsherd, aus denen mehrere Hundert Millionen Krebszellen ausbrechen und sich verteilen können! Bedauerlicherweise kann auch der Gewebebefund diagnostisch wertlos oder irreführend sein; ich habe selber schon öfters solche Fälle erlebt. Deshalb werden diese Untersuchungen leider mehrmals wiederholt, oft ergebnislos.

Selbstverständlich kann auch ein bereits komplett entfernter Tumor im Nachhinein untersucht werden, ob er bösartig oder gutartig ist; auch bei der Entfernung des kompletten Tumors müssen Vorsichtsmaßnahmen getroffen werden, damit keine Krebszellen streuen. Deshalb haben wir früher zum Beispiel bei der Entnahme eines Nierentumors zuerst die Nierenarterie und die Nierenvene unterbunden, um eine Aussaat über die Gefäße in den ganzen Körper zu vermeiden.

Die medizinische Fachrichtung, die Diagnosen aus Gewebeproben stellt, nennt man Histologie. Histologische Befunde werden von Pathologen – speziell ausgebildeten Ärzten, die krankhafte Veränderungen von Körpergeweben und Zellen genau beurteilen können – erstellt.

Bildgebende Verfahren

Es gibt eine Reihe von Techniken und Verfahren, mit denen man sozusagen „in den Körper hineinschauen" kann. Die wohl bekannteste ist die **Röntgenuntersuchung**. Sie ist seit über 100 Jahren bekannt und wurde und wird laufend weiterentwickelt. Das Prinzip dabei ist, dass weicheres Gewebe im Körper die Röntgenstrahlung besser durchlässt als härteres, zum Beispiel Knochen.

Eine Sonderform der Röntgenuntersuchung ist die **Computertomographie** oder **CT.** Dabei wird mehrfach hintereinander in schneller Folge mit Röntgenstrahlung „belichtet“ und mit Hilfe eines Steuercomputers der Körper auf einem Bildschirm „scheibchenweise“ dargestellt, was die Diagnose in vielen Fällen sehr erleichtert.

Ein weiteres Verfahren, das manchmal verwendet wird, ist die **Szintigraphie**. Dabei wird radioaktives Kontrastmittel in Gefäße, Organe oder Körperhohlräume des Patienten gespritzt, um ein Bild von bestimmten Vorgängen im Körperinneren zu gewinnen.

Alle diese Techniken sind nützlich, aber nicht unumstritten. Die Röntgentechnik ist heutzutage sehr weit entwickelt und so patientenschonend wie nur möglich. Das war nicht immer so: Nach der Entdeckung der Röntgenstrahlung 1895 war die Wissenschaft davon fasziniert, und keiner wusste von dem Risiko dieser frühen Apparate, die extrem hohe Strahlungswerte aussandten. Im Garten des St.-Georg-Krankenhauses in Hamburg steht eine Gedenktafel mit den Namen von 160 Röntgenärzten und -schwestern, die als Pioniere dieser Diagnosetechnik ihr Leben gelassen haben! Die heutigen Röntgenapparate sind natürlich bei korrekter Bedienung ungefährlich, und man kann ausschließen, dass sie Krebs in gesundem Gewebe auslösen. Ob dagegen inaktive Krebszellen im Gewebe durch schwache Röntgenstrahlung aktiviert werden können, ist nicht hundertprozentig klar.

Ich will Ihnen mit dieser Darstellung keine Angst vor Röntgenuntersuchengen einjagen; man muss aber wissen, dass die Wahl von Diagnosemethoden bei Krebsverdacht immer eine Nutzen-Risiko-Abwägung voraussetzt, die der verantwortungsvolle Mediziner treffen muss. Eine technikverliebte Überdiagnose ohne Rücksicht auf die Gesamtwirkung auf den Körper ist auf jeden Fall abzulehnen.

Eine relativ neue Methode zur Bildgewinnung aus dem Körperinneren ist die **Magnetresonanztomographie** oder **MRT**, die manchmal auch als **Kernspintomographie** bezeichnet wird und seit etwa 20 Jahren verfügbar ist. Für den Laien sieht dieses Verfahren ganz ähnlich aus wie die CT, es funktioniert aber vollkommen anders: Ein starkes Magnetfeld beeinflusst die positiv geladenen Kerne der Wasserstoffatome im Körper, deren Reaktion mittels Computer sichtbar gemacht wird. Gewebe, das viel Wasser enthält, sieht dann auf diesem Bild anders aus als wasserarmes Gewebe. Diese Untersuchungsmethode ist sehr aussagekräftig und vielseitig einsetzbar. Für die MRT wurde übrigens zwei Mal der Nobelpreis zuerkannt: 1952 an seine Erfinder Bloch und Purcell und 2003 an Lauterbur und Mansfield, die in den Siebzigerjahren wichtige Weiterentwicklungen für den praktischen Einsatz erforscht hatten.

Bei der **Ultraschalluntersuchung** werden mit einem Schallkopf Schallwellen in den Körper gesandt; diese haben eine sehr hohe Frequenz, so dass sie für den Menschen unhörbar sind. Verschiedene Strukturen des Körpers reflektieren diese Schallwellen verschieden stark, und dieses „Echo" wird in einem Computer zu einem Bild zusammengesetzt.

Mit normalem Licht als Trägermedium arbeitet die **Endoskopie**: Damit kann man Hohlräume im Körper untersuchen, indem das Bild aus dem Körperinneren über Glasfaserkabel in einer Röhre übertragen wird. Die **Positronen-Emissions-Tomographie** oder **PET** ist auch ein neueres Verfahren; es kann Stoffwechselvorgänge im Körper sichtbar machen. Dabei wird eine Zuckerverbindung (Glucose) injiziert, die mit Fluor 13 schwach radioaktiv angereichert ist. Da Krebszellen durch ihren intensiveren Stoffwechsel mehr Glucose aufnehmen als andere Körperstrukturen, kann man die Lage und Größe von Tumoren durch den radioaktiven Gehalt der Glucose gut sichtbar machen.

Laboruntersuchungen

Verschiedene Körperflüssigkeiten können bei der Laboruntersuchung wichtige Aufschlüsse über das Vorhandensein und den Status einer Krebserkrankung geben. Meist wird ein Blutbild erstellt, bei dem die Menge der roten und weißen Blutkörperchen und der Blutplättchen bestimmt wird. Je nach Art der Erkrankung werden noch andere Tests durchgeführt.

Der wichtigste Labortest ist die Bestimmung der sogenannten **Tumormarker**. Das sind Substanzen, die bei Krebserkrankungen erhöht sein können, meist handelt es sich um bestimmte Zucker-Eiweiß-Moleküle.

Die Bestimmung der Tumormarker ist auch wichtig in der Beurteilung des Behandlungserfolges, dabei muss man jedoch einige Möglichkeiten von irreführenden Testergebnissen beachten. So können nach einer erfolgreichen Krebsoperation, manchmal auch nach Bestrahlung oder Chemotherapie, durch die Zerstörung von Krebszellen vermehrt Tumormarker in das Blut gelangen und einen schlechteren Status vortäuschen, obwohl die Behandlung erfolgreich war. Auch kommt es manchmal vor, dass ohne Krebserkrankung erhöhte Tumormarker gemessen werden, zum Beispiel im Rahmen von Magen- und Darmentzündungen, bei Leber- und Nierenproblemen oder Prostataentzündungen.

Auch starke Raucher weisen oft ohne Grund erhöhte Tumormarker auf – ein erstes Warnzeichen?

In jedem Fall sind „falsch" erhöhte Tumormarkerwerte immer schwankend und halten nicht dauernd an. Für die Früherkennung von Krebserkrankungen sind die Tumormarker in den meisten Fällen nicht hilfreich; Ausnahmen davon sind die Tests auf den Tumormarker AFP bei Verdacht auf Leberkrebs und die Bestimmung von PSA zur Frühdiagnose von Prostatakrebs. PSA bedeutet übrigens „prostataspezifisches Antigen".

Die Tumormarker haben als alleiniger Anhaltspunkt nur eine sehr geringe Aussagekraft; sie werden meistens im Zusammenhang mit dem histologischen Befund und bildgebenden Verfahren beurteilt. Nur sehr schnell und sehr hoch ansteigende Tumormarker sind im Allgemeinen ein eindeutiger Hinweis auf starkes Tumorwachstum.

Der Befund

Am Ende der diagnostischen Untersuchungen steht der Befund. Er ist sozusagen das fertige Bild aus den Puzzleteilen, welche die einzelnen Untersuchungen mit ihren verschiedenen, manchmal nicht eindeutigen oder auch widersprüchlichen Ergebnissen darstellen. Je genauer und je besser abgestimmt der Befund eines Krebskranken ist, desto besser kann die Therapie auf den Kranken abgestimmt werden, und umso besser sind seine Aussichten auf Heilung. Der Befund ist für den behandelnden Arzt die Landkarte, mit der er sich auf dem Schlachtfeld im Krieg gegen den Krebs zurechtfinden muss.

Für den Laien ist es dagegen meistens nicht leicht, einen Befund zu lesen. Was ist „Staging", was ist „Grading", was ist ein „TNM"?

Alles keine Hexerei: **„Grading"** bedeutet eine Einteilung nach dem Grad der Bösartigkeit eines Tumors und reicht von G1 (niedrig) bis G4 (hoch). Hier wird der Grad der Differenzierung angegeben, das heißt die Abweichung von der Ursprungszelle. „Hohe Differenzierung" heißt also „gut", „niedrige Differenzierung" heißt „extrem bösartig"!

„Staging" heißt auf Deutsch „Stadium" und bezeichnet den Grad der Ausbreitung. Dafür gibt es ein System, das als „TNM" bezeichnet wird; das steht für

„Tumor“ (Primär- oder ursprünglicher Tumor):
TX = nicht bestimmbar
T0 = kein Primärtumor
T1-4 = Tumor mit zunehmender Größe und Ausdehnung

„Nodes“ (Lymphknoten):
NX = nicht bestimmbar
N0 = kein Lymphknotenbefall
N1, 2, 3: zunehmender Befall von Lymphknoten

„Metastasen“ (das sind Krebsherde, die an anderen Stellen des Körpers auftreten als der Primärtumor):
MX = nicht bestimmbar
M0 = keine Fernmetastasen
M1, 2, 3: Fernmetastasen vorhanden, je nach Lokalisation

Die Einteilung nach dem TNM-System gilt nicht für alle Arten von Krebs; so werden zum Beispiel Leukämie oder Hirntumore nicht auf diese Art bestimmt.

Therapie

In diesem Kapitel geht es um Ihre „Allgemeinbildung“ in Bezug auf Krebs. Ich werde daher hier über die üblichen Verfahren schreiben, die in der Krebsbehandlung heutzutage angewendet werden. Die Therapie mit der von uns entwickelten „Biologischen Intensiv-Therapie“ wird in zwei eigenen Kapiteln besprochen.

Die herkömmliche Krebstherapie ruht auf drei Säulen:
Operation I Bestrahlung I Chemotherapie

Alles, was darüber hinaus praktiziert wird, hat im klinischen Alltag aus medizinischen oder weltanschaulichen Gründen eine Nischenrolle, zum Beispiel die Hormonblockade oder die Therapie mit Interferonen oder Interleukinen.

Dieser grundsätzliche Therapieansatz hat sich seit Jahrzehnten nicht wesentlich verändert, obwohl man alle paar Jahre in den Medien vollmundige Ankündigungen lesen oder hören kann, dass ab jetzt alles viel besser wird mit der Krebsbehandlung. Meist steht dahinter die Einführung neuer Produkte zur Chemotherapie, die sich nach einiger Zeit als nicht wirkungsvoller erweisen als das bisher Dagewesene.

Leider haben sich auch die Erfolge oder Misserfolge der Therapie seit längerer Zeit nicht wesentlich verändert. Unterschiede in der Statistik kommen viel öfter durch Umstellungen im Lebensstil der Menschen zustande als durch Neuerungen in der Behandlung. So sterben zum Beispiel immer weniger Männer an Lungenkrebs, weil sie statistisch gesehen immer weniger rauchen, nicht weil sie wirksamer behandelt würden.

Die Schulmedizin gibt in der Krebsbekämpfung sicherlich ihr Bestes; leider ist das bei weitem nicht in allen Fällen ausreichend. Sie ist eingeschränkt durch die Grenzen und durch die Glaubenssätze, die sie sich selber auferlegt hat. Obwohl ich sicher ein großer Idealist bin und vor mutigen Visionen nie zurückscheue, glaube ich nicht, dass sich daran in absehbarer Zeit etwas ändern wird.

Naturheilkundliche Verfahren spielen auch deswegen in der „offiziellen" Krebstherapie keine Rolle, weil sie ein bisschen wie das „fünfte Rad am Wagen" gehandhabt werden. Man betreibt sie sozusagen „sicherheitshalber" zusätzlich, fast nie koordiniert mit der eigentlichen Behandlungsstrategie und fast nie mit der nötigen Intensität. Auch die richtige Kombination der einzelnen Bestandteile wird meistens nicht richtig beherrscht; diese ist aber äußerst wichtig, um die Bündelung der Wirkungsweisen auszunützen.

Es gibt grundsätzlich keine fertigen „Rezepte“ für die Krebsbehandlung, weil es ja auch „den Krebs“ als standardisierte Erkrankung gar nicht gibt: Niemals sind zwei Fälle völlig gleich gelagert.

Nicht nur Art und Befund des Tumors sind für die Wahl der Therapie entscheidend, auch der Allgemeinzustand des Patienten muss dabei mit einbezogen werden. Ist er oder sie jung oder alt? Liegen andere Krankheiten vor? Wie steht es um die Einstellung und den Lebenswillen?

Ein ganz wichtiges Kriterium ist die Frage, ob sich bereits Metastasen im Körper gebildet haben, also Krebsherde, die entfernt vom ursprünglichen Tumor im Körper liegen. In diesem Fall muss die konservative Therapie sich oft auf ein Rückzugsgefecht einlassen und auf das Beste hoffen.

Stahl

Die Entfernung von Tumoren durch Operation mit dem Skalpell ist nach wie vor die wichtigste Technik im Kampf gegen den Krebs. Dafür gibt es mehrere Gründe: Zum ersten kann man durch eine Operation schnell und überschaubar eine große Menge an Tumorgewebe aus dem Körper entfernen. Alle anderen Verfahren in der Krebstherapie brauchen wesentlich mehr Zeit. Man setzt also die Operation als die große Feldschlacht ein und verwendet die anderen Methoden als Mittel zur „Säuberung“ der restlichen Widerstandsnester.

Zum zweiten kommt die Operation der herkömmlichen Idee gut entgegen, dass Krebs eine lokale Krankheit ist, die man auskundschaften und innerhalb der erkannten Grenzen einfach entfernen kann. Scharf gezogene Grenzen, ein scharfes Skalpell – so sollte sich das Übel präzise beseitigen lassen. Danach heißt es „zur Sicherheit“ bestrahlen oder chemisch behandeln und hoffen und warten: ob man Glück oder Pech hat, ob sich Metastasen bilden oder nicht.

Doch leider sieht der Krebs das meist ganz anders. Etwa vier von fünf Opfern dieser Krankheit sterben nicht am ersten Tumor, der sich in ihrem Körper entwickelt hat. Sie sterben an den Metastasen, die heimtückisch scheinbar aus dem Nichts kommen, die man nie vorhersagen kann.

So sieht es jedenfalls für die aus, die an Krebs als lokale Krankheit glauben, die einen festen Platz im Körper einnimmt. Krebs ist jedoch ein mobiler und schneller Feind, den man nie mit Verlässlichkeit an einer Stelle festnageln kann. Er ist überall und nirgends, und nur wer ihn in seiner Gesamtheit begreift, kann ihn wirkungsvoll bekämpfen. Weniger blumig würde man als Mediziner so formulieren: Krebs ist oft eine Systemerkrankung.

Natürlich hat die Chirurgie in der Krebsbehandlung ihre Rolle; natürlich muss man oft operieren, um für einen Patienten das Beste zu bewirken. Aber man darf sich nie darauf verlassen, dass mit dieser großen Schlacht der Krieg gewonnen ist. Sie ist nur ein Eröffnungsgefecht, mit dem man den Gegner in die Schranken weist. Danach den Sieg zu feiern und nur zur Komplettierung etwas Strahlen- oder Chemiewaffen nachzusetzen, ist sträflicher Leichtsinn und macht die Behandlung zu einer Lotterie. Eine Lotterie, bei der der Patient nicht viel zu gewinnen hat, aber alles zu verlieren.

Strahl

Die Bestrahlung betroffener Körperpartien mit hochenergetischer Strahlung, die sogenannte Radiotherapie, ist ebenfalls schon länger in Verwendung. Auch die Bestrahlung ist prinzipiell eine lokale Behandlungsmethode. Etwa die Hälfte der Krebspatienten wird mit Bestrahlung behandelt, die meisten ergänzend zu einer Operation, manche als alleinige Therapie.

Das Prinzip der Radiotherapie ist eigentlich simpel: Man bestrahlt im betroffenen Gebiet des Körpers alle Zellen, die gesunden und die Krebszellen. Beide werden von den Strahlen geschädigt, weil diese über Reaktionen im Zellkern die Zellteilung beeinträchtigen. Krebszellen haben einen viel intensiveren Mechanismus zur Zellteilung als Normalzellen (sie vermehren sich deswegen auch viel schneller) und werden daher mehr geschädigt als gesunde Zellen. Wenn alles gut geht, werden alle nach einer Operation verbliebenen Krebszellen dadurch vernichtet, und die gesunden Zellen erholen sich anschließend wieder.

Dieses Grundprinzip ist seit langem gleich geblieben, auch wenn man die Strahlentherapie in den letzten Jahren technisch immer weiter verfeinert hat; man kann durch Computersimulationen Art und Ort der Bestrahlung im Vorhinein planen und optimieren. Da auch die gesunden Zellen im Behandlungsbereich angegriffen werden, hat die Radiotherapie eine Reihe von Nebenwirkungen, die jedoch einige Zeit nach Abschluss der Behandlung wieder verschwinden. Dazu gehören Haarausfall, Verdauungsstörungen, Übelkeit und Erbrechen.

Man sollte aber nicht verheimlichen, dass die Strahlentherapie auch heute nicht bis ins Letzte auf ihre Risiken für den Patienten untersucht ist, und immer wieder neue Erkenntnisse auftauchen. So veröffentlichte zum Beispiel schon vor sechs Jahren die hoch angesehene Fachzeitschrift „Lancet" eine Studie über den routinemäßigen Einsatz der Bestrahlung nach der Operation an der häufigsten Form von Lungenkrebs, dem sogenannten nicht-kleinzelligen Bronchialkarzinom.

Das Bronchialkarzinom fordert in der westlichen Welt von allen Krebsarten die meisten Todesopfer und wurde bis dahin üblicherweise nach der Operation bestrahlt, um die übriggebliebenen Krebszellen zu zerstören.

In dieser Studie, der sogenannten PORT Studie, wurden zwei Gruppen von je etwa 1.000 Patienten mit Bronchialkarzinom untersucht, die entweder nur operiert oder operiert und dann bestrahlt wurden. Die Patienten mit Operation und Bestrahlung hatten ein 21 Prozent höheres Risiko zu sterben als die nur operierten!

Auch die Strahlentherapie hat natürlich, richtig eingesetzt, ihren Stellenwert und ihren Nutzen. Man kann sie außerdem zur Schmerzlinderung einsetzen, ein Effekt, den ich vor allem bei Patienten mit Prostatakrebs oft empfehle; bei dieser Anwendung gibt es auch üblicherweise so gut wie keine Nebenwirkungen.

Chemie

Die dritte Säule der herkömmlichen Krebstherapie ist die Chemotherapie. Im Verhältnis zu den anderen beiden ist sie erst relativ spät ins Spiel gekommen. Die ersten Versuche wurden nach dem zweiten Weltkrieg angestellt, seit etwa 30 Jahren ist sie weit verbreitet.

Im Gegensatz zu den beiden anderen Behandlungsmethoden, Operation und Bestrahlung, ist die Chemotherapie nicht lokal beschränkt, sondern wirkt auf den ganzen Körper; der Fachausdruck dafür lautet „systemisch". (Es gibt zwar auch eine lokale Chemotherapie, die wird aber recht selten angewendet.)

Die Chemotherapie wird daher vor allem da eingesetzt, wo man Krebszellen im gesamten Körper treffen will, weil man nicht genau weiß, ob und wo sich Metastasen gebildet haben. Die verwendeten Medikamente, die sogenannten Zytostatika, werden als Tabletten oder Infusionen verabreicht und gelangen über die Blutbahn an alle Stellen des Körpers. Das Wirkprinzip ist ähnlich der Strahlentherapie: Gesunde Zellen und Krebszellen werden gleichermaßen angegriffen und in ihrem Teilungs- und Vermehrungsmechanismus gestört. Die Krebszellen, die sich öfter und schneller vermehren als die gesunden Zellen, werden durch diesen Prozess am meisten geschädigt, und die gesunden Zellen erholen sich danach wieder. Diejenigen normalen Zellen, die sich von Natur aus öfter teilen, werden durch die Chemotherapie besonders in Mitleidenschaft gezogen: Schleimhäute, Haare und das Knochenmark. Daher kommen die typischen Nebenwirkungen der Chemotherapie, die den Nebenwirkungen der Bestrahlung recht ähnlich sind: Es sind dies vor allem Übelkeit und Haarausfall. Auch diese Nebenwirkungen verschwinden einige Zeit nach Ende der Behandlung wieder.

Die Chemotherapie wird fast nie als alleinige Therapie oder Monotherapie eingesetzt, sondern meistens nach einer Operation, um Metastasen zu verhindern und zurückgebliebene Krebszellen zu bekämpfen. Ausnahmen sind Krebsarten, die man gar nicht operieren kann, zum Beispiel Leukämie (Blutkrebs) und weit fortgeschrittene Fälle mit Metastasen, die man nicht mehr operieren kann.

Wenn die herkömmliche Vorstellung von Krebs als lokaler Krankheit richtig wäre, dann wäre der routinemäßige Einsatz der Chemotherapie nach einer Operation eine gute Idee: Ich entferne den Tumor und jage im ganzen Körper die versprengten Einzelkämpfer mit Chemie, bevor sie sich zu einem größeren Verband formieren können. Da Krebs aber keine lokale Krankheit ist, funktioniert dieses Verfahren nicht. Konservative Schätzungen geben eine Verbesserung der Überlebensrate durch Chemotherapie von etwa drei bis vier Prozent an. Über die negative Seite der Chemotherapie auf breiter Basis gibt es leider keine verlässlichen Daten: Wie viele Menschen sind gestorben, weil die Chemotherapie ihr Immunsystem geschwächt und beim Kampf gegen den Krebs behindert hat?

Hier möchte ich ausdrücklich anmerken: Auch die Chemotherapie hat ihren Platz in der Krebstherapie; sie kann Leben retten, wenn sie richtig eingesetzt wird. Ich habe viele Patienten in unserer Tagesklinik, die nebenbei woanders eine Chemotherapie erhalten, die wir begleitend unterstützen. Die Biologische Intensivtherapie kann dazu beitragen, dass die Nebenwirkungen gering gehalten werden oder gar nicht auftreten; sie kann aber vor allem das

Immunsystem stützen, sodass der Feind an zwei Fronten bekämpft werden kann, von innen und von außen.

Gedankenlos und unkritisch eingesetzt, kann die Chemotherapie jedoch vom Verbündeten zu einem furchtbaren Feind werden und das Zerstörungswerk nicht aufhalten, sondern beschleunigen. Ich werde nie einen speziellen Patienten vergessen können, dem das passiert ist: Es war ein älterer Herr, Mitte 70. Wir hatten seinen Prostatakrebs über einige Monate hinweg gut in den Griff bekommen; er fühlte sich wieder fast ganz gesund und genoss sein Leben in vollen Zügen. Er achtete sehr auf seine Erscheinung; gepflegt gekleidet, mit handgemachten Schuhen, ganz Kavalier der alten Schule, konnte er mit seiner viel jüngeren hübschen Freundin wieder Fünf-Uhr-Tees zum Tanzen besuchen und erzählte mir immer voller Freude davon.

Der Rest einer Metastase drückte allerdings fallweise auf seine Wirbelsäule und verursachte ihm Schmerzen. Ich überwies ihn deswegen an eine große Klinik, mit der ich schon früher zusammengearbeitet hatte; sie sollten ihm eine konservative Schmerzbehandlung verabreichen. Er erschien dort mit seinen Befunden; die Ärzte in der Klinik lasen alles und stellten ihm einen Behandlungsplan für seine Krebserkrankung zusammen. Als Erstes eine Chemotherapie. Ich erfuhr durch einen unglücklichen Zufall zu spät davon und konnte nicht mehr rechtzeitig eingreifen. Ich habe den Patienten nie mehr gesehen: Eine Woche später war er tot. Man sagte mir, es sei zu einer nicht mehr beherrschbaren ausgedehnten Pilzerkrankung gekommen, hervorgerufen durch diese unsinnige Chemotherapie.

Stahl, Strahl und Chemie: All diese schulmedizinischen Maßnahmen gegen den Krebs haben eines gemeinsam: Sie belasten das Immunsystems des Körpers, das ja eigentlich gegen den Krebs kämpfen sollte und in dieser Situation seine ganze Kraft bräuchte.

Die Schulmedizin steckt riesige Geldbeträge, jahrzehntelange Forschung und die besten Köpfe in das Bemühen um eine Weiterentwicklung von Operationstechniken, Strahlenbehandlung und Chemotherapeutika, aber sie tut nichts, um die Abwehrkräfte des Körpers zu verbessern. Diese Missachtung der großen Bedeutung des Immunsystems ist wahrscheinlich der Schlüssel zum schlechten Abschneiden der Heilerfolge der Schulmedizin. Für mich ist gerade die Beachtung des Immunsystems der Schlüssel zum Erfolg!

Die Prognose

In der traditionellen Krebstherapie und in der Ausbildung von Onkologen wird relativ großes Gewicht auf die Erstellung und Begründung der „Prognose" für den Patienten gelegt. Die Prognose bedeutet in der Medizin den Versuch, die zukünftige Entwicklung einer Krankheit auf Basis der Befunde und des bisherigen Behandlungserfolges vorauszusagen. In der Krebstherapie beinhaltet die Prognose leider auch oft die Voraussage der voraussichtlichen Überlebenszeit des Patienten.

Zu diesem Thema habe ich meine sehr eigene Meinung: Ich lehne die Stellung einer Prognose in den meisten Fällen rundweg ab. Ich halte es für schlechten Stil und für die Anmaßung einer allmächtigen Entscheidungsgewalt, dem kranken Menschen, der vor mir sitzt, Lebenszeit zuzuteilen oder wegzunehmen. Was für einen Sinn sollte das für ihn, für seine Familie und für den behandelnden Arzt auch haben?

Immer wieder suchen verzweifelte Menschen unsere Tagesklinik in Düsseldorf auf; Menschen, die von einer Klinik mit der höchst widersprüchlichen Bemerkung heimgeschickt wurden: „Sie haben nur noch kurz zu leben; machen Sie sich zwei schöne Monate!" Wer so etwas zu einem Patienten sagt, hat meiner Meinung nach nicht nur als Arzt, sondern auch als Mensch versagt. Ich selbst halte es einfach so, dass ich bei einem neuen Patienten erst einmal alles ansehe, was er an Vorgeschichte mitgebracht hat; dann lasse ich die Untersuchungen machen, die ich für ein vollständiges Bild noch brauche, entwerfe einen Behandlungsplan und bespreche diesen mit dem Patienten. Während und nach der Therapie überprüfe ich den Erfolg und passe das Verfahren an, wenn es nötig ist. Nach Abschluss der Behandlung stelle ich den Status fest und plane zusammen mit dem Patienten die onkologische Nachsorge, die ich für extrem wichtig halte.

Auf diese Art habe ich dann alles getan, was in meiner Macht steht, um Gesundheit und Leben des Patienten zu schützen; da braucht es keine „Prognose“, welche ich im Übrigen als menschenverachtend ansehe.

An einer Urologischen Universitätsklinik ist die folgende Geschichte wirklich passiert: Deren Direktor eröffnete einem Patienten, dass er einen Nierenkrebs habe; dieser fragte ihn, wie lange er noch zu leben hätte. Der Direktor beschied ihm, es könne leider sehr schnell mit ihm zu Ende gehen. Es ging dann sogar noch schneller als der Arzt gedacht hatte: Der Patient fuhr nach Hause und erschoss sich.

Die Biologische Intensivtherapie

Die Erfolge der herkömmlichen Krebsbehandlung stagnieren. Immer mehr Menschen bekommen Krebs, immer mehr Menschen sterben daran. Milliarden von Euro werden in die Forschung und Behandlung investiert, ohne dass wesentliche Verbesserungen in den Behandlungserfolgen erzielt werden. Alle paar Jahre lesen wir in den Zeitungen Jubelmeldungen, dass jetzt endlich, oder zumindest sehr bald, durch irgendeine neue Behandlungsmethode oder irgendwelche neue Medikamente der Kampf gegen den Krebs gewonnen werden könnte.

Die Öffentlichkeitsarbeit ist massiv: Es werden Jahre oder ganze Jahrzehnte der Krebstherapie ausgerufen, keine Woche vergeht, in der nicht Prominente im Fernsehen und in Zeitungen zu Solidarität, Mitgefühl und Spenden aufrufen. Und in Wirklichkeit passiert nichts.

Jedes Jahr sterben mehr Menschen an der schrecklichen Krankheit, oft nachdem sie monate- oder jahrelang mit unwirksamen und schädlichen Behandlungsmethoden gequält worden sind; nur etwa jeder vierte Krebspatient kann durch eine herkömmliche Behandlung – wie Operationen, Bestrahlungen oder Chemie – gerettet werden. Drei von vier Patienten verlieren den Kampf und lassen meist eine Familie und Freunde zurück. Als Arzt, der sein Leben in den Dienst der Krankheitsbekämpfung gestellt hat, kann man eigentlich nur mehr irgendwann resignieren, sein Tagesgeschäft so gut wie irgend möglich erledigen und auf den Ruhestand warten.

Oder man beschließt eines Tages, auf eigene Faust etwas zu unternehmen und sich nicht mehr blind auf die Zukunft, auf die anderen und auf „die Forschung" zu verlassen. Und genau das habe ich getan.

Ich habe über Jahre hinweg einen Weg in der Krebstherapie entwickelt, der bis heute einzigartig ist; ich bin stolz und glücklich, dass ich damit meinen Beitrag in diesem so großen und wichtigen Kampf leisten konnte. Vor allem aber bin ich stolz und glücklich darüber, dass mehr als drei Viertel der Patienten, die ich auf diese Art behandelt habe, noch am Leben sind, und darüber, dass sich die meisten von ihnen gut fühlen und wieder ein erfülltes Leben genießen können. Manche dieser Menschen sind vollkommen vom Krebs befreit, dies nennen wir in der Medizin eine Totalremission. Manche von ihnen haben noch einen Tumor in ihrem Körper, der aber von der Abwehrkräften des Körpers verkapselt worden ist, dadurch inaktiv ist, keine Beschwerden hervorruft und nicht weiter wächst.

Ich weiß, dass ich noch lange nicht am Ende meines Weges angelangt bin. Vieles ist noch zu tun und vieles ist noch zu verbessern. Ich stehe bei allen Dingen, die ich entwickelt habe, mit beiden Beinen innerhalb der Grenzen der medizinischen Wissenschaft; ich habe Methoden, Verfahren und Wirkstoffe eingesetzt, die fast alle bereits bekannt und wissenschaftlich geprüft waren, aber nicht in der von mir entwickelten Form verwendet oder kombiniert wurden und daher nicht die gleiche Wirkung entfalten konnten.

Ich werde Ihnen auf den folgenden Seiten zunächst einen Überblick über die wichtigsten Eckpfeiler der Biologischen Intensivtherapie geben; die einzelnen Elemente der Methode sind dann im nächsten Kapitel beschrieben.

Wie es funktioniert

Im Krieg gegen den Krebs heißt es „Klotzen statt Kleckern". Der Feind ist nicht sensibel. Wir müssen alle Truppen gleichzeitig einsetzen, nicht da und dort ab und zu ein bisschen was unternehmen. Wo immer wir in unseren Bemühungen schwächer werden und einen Aspekt der Abwehr vernachlässigen, geben wir dem Feind Zeit und Möglichkeit, sein Zerstörungswerk fortzusetzen; zuerst heimlich, durch unsichtbare Mikrometastasen, dann plötzlich ganz massiv, durch Metastasenbildung.

Lücken offen lassen: Genau das macht die herkömmliche Krebstherapie. Sie setzt eine Operation als große Feldschlacht ein oder wirft massive Chemiebomben nach dem Feind. Wenn sich dann am Ort des Geschehens nichts mehr zeigt, zieht sie sich zurück, und der Gegner kann seine Kräfte anderswo bündeln. Immer hat dann die massive Behandlung auch noch die internen Abwehrtruppen, das Immunsystem, schwer geschädigt.

Während die traditionelle Behandlung also zu brutal und gleichzeitig zu unachtsam agiert, sind die üblichen biologischen Therapien und Naturheilverfahren zu zaghaft und können dem übermächtigen Gegner nur selten dauerhaft etwas anhaben: Mit ein bisschen Vitaminen hier, ein bisschen Sauerstoff da und vielleicht noch etwas Thymus oder Mistel wird versucht, das Immunsystem zu stärken, das die Krankheit selber bekämpfen soll. Das kann aber nicht funktionieren, wenn die Krankheit schon zu weit fortgeschritten ist, wenn der Feind bereits zu stark und die Abwehr zu sehr geschädigt ist.

Das Ziel einer wirklich effektiven Krebsbehandlung muss also sein, sowohl Tumorzellen wirksam und dauerhaft zu zerstören als auch das Immunsystem wiederaufzubauen Bildlich gesprochen, feindliche Truppen zu vernichten und gleichzeitig die belagerten Abwehrtruppen zu versorgen. Nur auf diese Art kann man den Krebs sozusagen in einen Zweifrontenkrieg verwickeln und seine Kräfte binden, ohne dass er Gelegenheit bekommt, sich für eine zweite Angriffswelle zu formieren. Diese zweite Angriffswelle passiert versteckt, ohne dass es jemand bemerkt: Unsichtbare Mikrometastasen entwickeln sich als Vorläufer von Metastasen, weil das Immunsystem noch zu geschwächt für eine lückenlose Überwachung ist.

Genau diese zweite Angriffswelle ist das größte Problem in der Krebstherapie. 80 Prozent der Todesfälle bei Krebs gehen auf das Konto der Metastasen, also der später auftretenden Tochtergeschwüre, die man nur sehr schwer vorhersehen kann. Die Schulmedizin weiß natürlich von dieser Tatsache, verhält sich aber so, als ob Metastasen einfach Pech wären, und unternimmt fast nie gezielte Maßnahmen dagegen; sie wartet meist ab und hofft das Beste.

Das ist die grundlegende Idee hinter der Biologischen Intensivtherapie; was hier recht einfach klingt, habe ich über lange Zeit nach und nach entwickelt. Die Biologische Intensivtherapie ruht, wie die traditionelle Krebstherapie, auf drei Säulen. Diese drei Säulen sind:

die orale Therapie,
die intravenöse Therapie und
die apparative Therapie.

Hier greifen allerdings die einzelnen Therapieelemente wesentlich enger ineinander und ergänzen einander wesentlich wirkungsvoller als in der traditionellen Krebsbehandlung.

Die Biologische Intensivtherapie beinhaltet auch prophylaktische Aspekte. Indem sie die Immunabwehr stärkt, wird verhindert, dass es eventuell zu einer Mikrometastasierung kommt. So kann diese Therapie auch dazu beitragen, dass die Erkrankung zum Stillstand kommt.

Die Grundlage für meinen Therapieansatz ist das Abgehen vom Virchow'schen Modells der Zellularpathologie aus dem 19. Jahrhundert beziehungsweise dessen Erweiterung. Professor Rudolf Virchow aus Berlin war Arzt, Anthropologe, Politiker und Universalgenie. Er begleitete Heinrich Schliemann bei den Ausgrabungen in Troja, erfand viele Neuerungen im öffentlichen Gesundheitswesen, wie die obligatorische amtliche Fleischbeschau, und war

Abgeordneter im Deutschen Reichstag. Allein die Aufzählung seiner wissenschaftlichen Werke ist 118 Seiten lang; sein Hauptwerk und größtes Verdienst ist aber die Entwicklung der systematischen Zellularpathologie: Virchow definierte Krankheit erstmals nicht als unbestimmtes Geschehen im ganzen Körper, sondern als Funktionsstörung einzelner Zellen oder Gruppen von Zellen.

Diese Idee war für die damalige Zeit ein großer Fortschritt und ermöglichte als Konsequenz die Entwicklung eines großen Teils der modernen Heilmethoden. Leider hat die medizinische Wissenschaft in den 150 Jahren seither versäumt, den nächsten großen Schritt der Erkenntnis zu tun und damit auf vielen Gebieten einen Schub an verbesserten Behandlungsmöglichkeiten zu bewirken. Die Opfer dieses Versäumnisses sind nicht zuletzt die vielen Krebskranken.

Dieser große Schritt, von dem ich hier spreche, ist die Erkenntnis, dass alle Zellen im Körperstaat nicht für sich alleine existieren, sondern miteinander durch ein ausgeklügeltes Nachrichten- und Kommunikationssystem verbunden sind. Man weiß noch recht wenig darüber; nur wenige Wissenschaftler beschäftigen sich mit den theoretischen Aspekten einer ganzheitlichen Sichtweise von Krankheit und Medizin. Verstehen Sie hier bitte den Ausdruck „ganzheitliche Sichtweise" nicht falsch: Ich meine damit nicht nettes, freundliches Herumdoktern mit Kräutern, Meditation und kaltem Wasser. Ich meine präzise, exakte medizinische Wissenschaft, die mit den modernsten Mitteln von Technik und Statistik arbeitet.

Alle Zellen im Körperstaat existieren nicht für sich alleine, sondern sind miteinander durch ein ausgeklügeltes Nachrichten- und Kommunikationssystem verbunden.

In der Tat gibt es konkrete Forschungen und Anhaltspunkte, die beweisen könnten, dass im Körperstaat die Bewohner aller Provinzen und die Inhaber aller Aufgaben viel enger zusammenarbeiten, als wir bisher gedacht haben. Einer der interessantesten Ansätze ist die Beschreibung der Biophotonen durch Professor Alexander Gurvich vor dem zweiten Weltkrieg (er benutzte allerdings noch nicht die Bezeichnung „Biophotonen") und durch Professor Fritz Popp in den letzten 25 Jahren. Biophotonen sind extrem schwache elektromagnetische Wellen im sichtbaren Bereich; man könnte also sagen, sie sind Licht. Allerdings ist dieses Licht viel zu schwach, als dass wir es mit bloßem Auge sehen könnten, man kann es nur mit speziellen Messgeräten erfassen. Alle Lebewesen senden Biophotonen aus, Menschen, Tiere und Pflanzen. Ihr Ursprung scheint in dem Teil der Zelle zu liegen, den wir DNA nennen und der das gesamte Erbgut des Organismus speichert.

Der Zweck der Biophotonen ist vermutlich die Verbindung und Nachrichtenübertragung zwischen allen Körperteilen und Organen. Dadurch würde sich erklären, warum bei Krankheiten, die man für „lokal" hält, der ganze Körper reagiert. Wenn sich die Theorie der Biophotonen als haltbar erweist, wären mit einem Schlag einige komplementäre Heilverfahren und Phänomene wissenschaftlich erklärt, die zwar meist funktionieren, die aber im schulwissenschaftlichen Sinn oft nicht ausreichend dokumentiert sind. Interessante Kandidaten dafür sind zum Beispiel die Akupunktur, die Homöopathie, die Lichttherapie und die Magnetfeldtherapie.

Andere Forschungen nehmen an, dass die Zellen durch elektromagnetische Mechanismen miteinander kommunizieren. Die Modelle von Lichtteilchen oder elektromagnetischer Energie als Trägermedium widersprechen einander nicht unbedingt; aus der Quantenphysik wissen wir, dass verschiedene Ausformungen von Energie ein und dieselbe Sache sein können. Der Biologischen Intensivtherapie liegt ein ganzheitliches Verständnis der Ursachen von Krankheit und der Abwehrmechanismen dagegen zugrunde, ähnlich dem Modell des Grundregulationssystems, das der österreichische Forscher Professor Alfred Pischinger vor 30 Jahren in seinem Standardwerk dargelegt hat.

Krebs ist also ein Krankheitsgeschehen, das den ganzen Menschen erfasst. In dem Moment wo Krebs sichtbar wird, hat er in den meisten Fällen schon Metastasen gesetzt; er hat ja genug Zeit gehabt, sich auszubreiten. Man sollte mit dem Irrglauben aufräumen, dass eine Operation Krebs ursächlich heilen könnte. Das kommt nur ganz selten vor. Ein Tumor ist niemals lokal, ein Tumor ist immer generell zu sehen, als ein Vorgang, der den gesamten Körper betrifft.

Wie der Erfolg meiner Therapie gemessen wird

Nach jeder Behandlungsserie ist es wichtig, den Erfolg der Behandlung durch objektive Tests und Diagnosen festzustellen, damit das weitere Vorgehen geplant werden kann. Wir setzen zur Erfolgskontrolle ausschließlich erprobte schulmedizinische Diagnoseverfahren ein. In der Hauptsache sind das Untersuchungen mittels **Ultraschall, CT** und **MRT**, sowie bei Brustkrebs die **Mammographie**. Natürlich werden auch die **Tumormarker** bestimmt und bei Bedarf andere Labortests durchgeführt, teilweise werden auch **endoskopische Kontrollen** gemacht.

Wir lassen alle diese Untersuchungen in Kliniken und Labors durchführen, mit denen wir vor Ort in Düsseldorf zusammenarbeiten. Das gibt uns die Gewissheit, dass von neutraler Stelle eine objektive Bewertung des Behandlungserfolges vorliegt.

Eine weniger verbreitete Diagnosemethode, die von uns häufig genutzt wird, ist die **Immunanalyse**. Es gibt allerdings nur einige wenige Labors in Deutschland, die gute Immunanalysen durchführen und vor allem auch die Aktivitätsgrade der einzelnen Zellen bestimmen. Es ist zum Beispiel alleine nicht sehr aussagekräftig, wenn man durch reine Zählung hundert Killerzellen feststellt und die Norm liegt bei achtzig: Das liegt zwar über dem Normwert, sagt aber nichts über die Einsatzfähigkeit dieser Zellen aus. Wenn diese Killerzellen sozusagen alle „schlafen" und keine Aktivität an den Tag legen, dann ist es so schlecht, als ob gar keine vorhanden wären. Besser ist es, man hat zehn Killerzellen, die aktiv sind, als man hat hundert Killerzellen, die nicht aktiv sind.

Die Stimulation und Unterstützung des Immunsystems ist ja eines der wichtigsten Elemente in der Biologischen Intensivtherapie; die Wissenschaft weiß von diesem faszinierenden Fachgebiet heute nur einen Bruchteil dessen, was es zu wissen gäbe. Unsere Kenntnis des Immunsystems kann man mit der Besichtigung eines alten Schlosses vergleichen, das man nur durch das Schlüsselloch der Eingangspforte besichtigen kann: Das bisschen, das wir sehen können, ist faszinierend, aber wir kommen dem Kern der Sache nicht besonders nahe. Umso wichtiger ist es, dass wir das wenige, das wir kennen, so nutzbringend wie möglich einsetzen, und das ist uns im Rahmen unserer Therapie ganz gut gelungen.

Was konkret gemacht wird

Die Biologische Intensivtherapie bedeutet eine etwa fünfwöchige tägliche oder fast tägliche stationäre Behandlung, bei der **Enzyme, hochdosierte Mistelinfusionen, Peptide, Antioxidantien, Thymus, Schöllkraut, Selen, Magnesium, Vitamin-C-Infusionen sowie Ozontherapie, Kurzwellenhyperthermie und Ganzkörperhyperthermie** zu einem schlagkräftigen Konzept gebündelt sind.

Die Kombination, Dosierung und Darreichungsform dieser Behandlungen werden je nach Diagnose, Krankheitsverlauf und Zustand des Patienten individuell angepasst. So kombinieren wir zum Beispiel in einer Infusionslösung verschiedene Medikamente, welche sowohl eine Immunstimulation als auch eine Tumorzellenabtötung bewirken, wie etwa hochdosierte Mistelinfusion; man kann in dieser Infusion auch noch Selen geben (ein wichtiges Antioxidans) oder Magnesium und Vitamin C. Falls der Patient noch unter starken Nebenwirkungen einer vorangegangenen Chemotherapie leidet, ist eine zusätzliche Kombination von Leberpeptiden möglich. Es gibt hier erfahrungsgemäß keine Unverträglichkeiten, man kann also praktisch eine „Biobombe" oder einen „Biococktail" verabreichen. Außerdem kann man in solchen Infusionen auch schmerzstillende Substanzen verwenden oder Eisenpräparate bei Anämien. Alle diese Wirkstoffe können zusammen verabreicht werden, mit einer Infusion, was eine auffällige Besonderheit gegenüber anderen Behandlungsmethoden darstellt.

Wie es für den Patienten abläuft und wie lange es dauert

Ich habe viele Patienten aus dem gesamten Bundesgebiet und aus dem Ausland, die zu einer Therapie zu uns nach Düsseldorf kommen. Wir bringen diese Patienten in Hotels und Pensionen in unmittelbarer Gehentfernung der Tagesklinik unter, von dort kommen sie täglich zur Behandlung. Diese dauert täglich mehrere Stunden, fallweise auch zweimal täglich, falls es therapeutisch sinnvoll ist und der Patient das wünscht. In diesem Fall können sich die Behandlungsdauer und der Aufenthalt manchmal verkürzen.

Nach diesem längeren ersten Behandlungsblock erfolgt eine Kontrolle des Erfolges durch schulmedizinische Diagnoseverfahren wie CT, Bestimmung der Tumormarker oder Ultraschall. Diese Diagnosen werden nicht bei uns, sondern in geeigneten Labors und Kliniken in unserem Umfeld durchgeführt. Hier wird dann in vielen Fällen festgestellt, dass sich bereits eine Besserung eingestellt hat: beispielsweise ein Stillstand, teilweise die Rückbildung von zunächst inoperablen Primärtumoren oder auch die Abkapselung von Metastasen. Der Rhythmus der täglichen Behandlung über mehrere Wochen hinweg hat sich aus unserer jahrelangen Erfahrung ergeben und langfristig die besten Ergebnisse gezeigt. Das Immunsystem lässt sich eben nicht von heute auf morgen umstellen, sondern nur über längere Zeit.

Warum die Therapie wiederholt wird

Es ist in vielen Fällen wünschenswert und notwendig, die Biologische Intensivtherapie im Sinne einer Intervalltherapie nach zwei bis drei Monaten zu wiederholen. Wie das genau durchgeführt wird, ist völlig vom Befund und vom Zustand des Patienten abhängig. Manchmal ist es sinnvoll, dass der Patient nach drei Monaten für zehn Tage nachbehandelt wird; manchmal ist es besser, über längere Zeit ein- bis zweimal im Monat zu therapieren. Dies kann sich bis zu zwei Jahre hinziehen. In Einzelfällen haben wir Patienten auch bis zu sechs oder sieben Jahre lang immer wieder hier gehabt, und es war sehr befriedigend, über einen längeren Zeitraum die Stabilisierung des Allgemeinbefindens und des Immunsystems zu verfolgen.

Wie wir die Schulmedizin unterstützen

Oft können wir mit der Biologischen Intensivtherapie dort weitermachen, wo die herkömmliche Krebsbehandlung aufgehört hat;

manchmal können wir sie auch begleitend unterstützen. Eine Patientin, bei der dies hervorragend gelungen ist, ist mir noch sehr gut im Gedächtnis: Sie kam mit einem weit fortgeschrittenen Brustkrebs zu uns. Als Folge der bisherigen Chemotherapie konnte sie nicht mehr gehen und wurde im Rollstuhl gebracht. Alle ihre Schleimhäute waren entzündet, sie litt unter Durchfall und Übelkeit, ihre Augenlider waren fast ganz zugeschwollen. Sie hatte in drei Wochen 15 kg Gewicht verloren und „bestand nur noch aus Schmerzen", wie sie selber sagte. Essen konnte sie nur noch Brei und „Astronauten-Nahrung".

Ich setzte zuerst einmal die weitere Chemotherapie aus, die sie wohl kaum überstanden hätte, obwohl man sie in der Klinik dazu drängte. Dann begann ich die Therapie, die wie üblich speziell auf die Patientin zugeschnitten wurde. Neben Milzpeptiden und Leber-Milz-Extrakt verabreichten wir noch ein Mittel, das die Nebenwirkungen der Chemotherapie unterdrücken sollte, sowie Medikamente zur Regulierung der Darmtätigkeit und des allgemeinen Stoffwechsels. Weitere Schwerpunkte der Medikation waren Infusionen mit hochdosiertem Mistelextrakt, deren Wirkung durch Ganzkörperhyperthermie verstärkt wurde, und hochdosierte Enzympräparate.

Zum schnellen Beenden der Durchfallsymptome, die einen bedrohlichen Wasserverlust bewirkt hatten, setzte ich Opiumtinktur ein. Ich scheue keineswegs davor zurück, stark wirkende Medikamente aus der Schulmedizin einzusetzen, wenn dies im Sinne des Patienten erforderlich ist.

Nach acht Tagen konnte die Patientin bereits aus eigener Kraft ohne Rollstuhl in die Praxis kommen. Nach Abschluss der Intensivphase der Behandlung, welche fünf Wochen dauerte, führten wir die Patientin in eine Erhaltungsbehandlung einmal wöchentlich ein. Nachdem sich der Allgemeinzustand der Patientin rapide verbessert hatte, konnten nunmehr auch die restlichen Zyklen der Chemotherapie durchgeführt werden, die sie gut überstand.

Ein Jahr später konnten bei ihr durch die Untersuchung der Tumormarker und der Blutwerte sowie mit dem CT keine Spuren von Krebs mehr festgestellt werden – ein schönes Beispiel für ein erfolgreiches Zusammenwirken von Schulmedizin und Biologischer Intensivtherapie!

Was es kostet

Fast jeder Mensch, der mit dem Konzept der Biologischen Intensivtherapie zum ersten Mal konfrontiert wird, fragt nach deren Kosten. Bei Vorträgen, in der Erstordination, bei Interviews für Zeitungen oder Fernsehen – immer ist eine der ersten Fragen, was diese interessante Therapie wohl für einen Preis hat. Oft wird diese Frage gestellt, bevor der Fragesteller überhaupt weiß, worum es sich bei der Therapie genau handelt. Ich frage mich oft, wie für einen Menschen der Preis einer Heilbehandlung wichtiger sein kann als ihr Wesen und ihre Wirksamkeit. Da aber die Kostenfrage auf so breites Interesse stößt, werde ich sie hier im Überblick ansprechen.

Zum Ersten ist es unmöglich, einen „Listenpreis" wie für eine kosmetische Nasenoperation oder die Entfernung eines Blinddarms anzusetzen. Zu verschieden sind der Zeitaufwand, der Geräteeinsatz und der Bedarf an Medikamenten bei jedem Patienten, um einen generellen Wert anzusetzen. Wir haben in der Tagesklinik komplexe technische Geräte im Einsatz, die nur in geringer Stückzahl hergestellt werden und die laufend auf dem neuesten technischen Stand gehalten werden müssen. Wir setzen teilweise sehr hohe Mengen an Medikamenten ein, manchmal das Vierzigfache der üblichen Tagesdosis. Manche Patienten sind zwei Wochen bei uns, manche sechs Monate. Die Kosten, die für eine Behandlung eines Patienten anfallen, sind daher genauso individuell wie seine Diagnose, sein Behandlungsplan und sein Krankheitsverlauf.

Wer sich einen Familienurlaub am Meer, über mehrere Jahre hinweg täglich ein Päckchen Zigaretten oder alle paar Jahre ein Auto leisten kann, der kann wahrscheinlich auch die Mittel für eine erfolgversprechende intensive Krebstherapie aufbringen.

Verglichen mit unserer Therapie sind die Kosten der konservativen schulmedizinischen Krebstherapie mit Operation, Bestrahlung und regelmäßiger Chemotherapie vermutlich astronomisch hoch. Ich verwende hier das Wort „vermutlich", weil trotz intensivster Recherche nirgends solide und vertrauenerweckende statistische Zahlen über die Kosten von Krebstherapie in Deutschland zu finden sind. Für den Patienten sind diese hohen Kosten für die schulmedizinische Behandlung meist nicht ersichtlich, weil diese von den Krankenkassen getragen werden.

Wir haben in all den Jahren noch nie einen Patienten, dem wir hätten helfen können, aus finanziellen Gründen abgelehnt!

Die Biologische Intensivtherapie – die Einzelheiten

Die herkömmliche Krebstherapie versucht, nur den Tumor zu zerstören; das gelingt viel zu selten nachhaltig und vollständig. Die übliche Naturheilkunde versucht, alleine durch Verbesserung des Immunsystems dem Körper Hilfe zur Selbsthilfe zu geben; bei einer so schweren Krankheit funktioniert das aber oft nicht.

Mit der Biologischen Intensivtherapie leisten wir beides gleichzeitig: die Zerstörung der Krebszellen durch programmierten Zelltod (der Fachausdruck dafür ist „Apoptose“) und den Aufbau des Immunsystems, sodass die gefährliche „zweite Angriffswelle“ durch Krebsmetastasen abgewehrt werden kann.

„Biologisch“ steht also für die Unterstützung des Immunsystems, „Intensiv“ für die radikale Abtötung der Krebszellen. Wir haben früher auch oft die Bezeichnung „Bioelementare Kombinationstherapie“ für unsere Behandlungsmethode verwendet, aber „Biologische Intensivtherapie“ hat sich letztlich bei Patienten und in Fachkreisen als Bezeichnung durchgesetzt. Wenn Sie also jemals in einem Zeitungsartikel oder Vortrag von „Bioelementarer Kombinationstherapie“ gehört haben: das ist das Gleiche.

Lassen Sie mich nun die einzelnen Bausteine dieser Therapie beschreiben, aus denen für jeden Patienten das zusammengesetzt wird, was er braucht. Die meisten dieser Präparate und Verfahren sind schon länger verfügbar, ich setze sie aber in einem neuen Zusammenhang, in neuer Kombination oder in bisher nicht üblicher Dosierung ein.

Baustein: Mistelextrakte

Die Wirkstoffe der Mistelpflanze sind wahrscheinlich die am längsten bekannte Komponente in der Biologischen Intensivtherapie; möglicherweise sind sie auch die Komponente mit der stärksten Wirkung. Das kann man aber nicht mit Bestimmtheit sagen, weil die Wirkung der Therapie sich ja eben aus dem Zusammenspiel der einzelnen Verfahren ergibt.

Schon die medizinische Schule um Hippokrates im alten Griechenland und Hildegard von Bingen im Mittelalter empfahlen und verwendeten die Mistel als Heilpflanze. Vor über 100 Jahren begann man, die Inhaltsstoffe chemisch zu untersuchen, und im Jahr 1917 wurde nach Vorgaben von Rudolf Steiner, dem Begründer der Anthroposophie, das erste Medikament aus Misteln hergestellt – Iscar, ein Krebsmedikament! Ein Abkömmling dieses Präparats namens Iscador ist heute immer noch am Markt.

Mistelextrakte gehören heutzutage in der biologischen Krebstherapie zum Standardarsenal. Ich setze sie allerdings vollkommen anders ein als üblich!

Die Mistel ist eine höchst seltsame Pflanze; sie macht fast alles im Vergleich zu allen anderen Pflanzen „verkehrt“: Sie wächst nicht im Boden, sondern auf anderen Pflanzen. Sie nimmt ihre Nahrung nicht aus dem Boden, sondern aus ihrer Wirtspflanze auf. Sie blüht im Winter und trägt auch im Winter ihre Früchte. Sie wächst nicht zum Licht hin, sondern in alle Richtungen. Sie hat aber auch selber die Fähigkeit, Nahrung zu produzieren, weil sie selbständig Chlorophyll herstellt wie andere Pflanzen; sie ist daher kein Parasit, sondern nur ein Halbparasit. Sie bildet Chlorophyll nicht nur in den Blättern (wie andere Pflanzen), sondern auch in den Wurzeln und in den Ästen. Sie keimt im Licht und nicht wie andere Pflanzen im Dunkel der Erde.

Wie die Mistel ist auch der Krebs ein Parasit, der sich gegen alle Regeln verhält.

Die Wirkungsweise von Mistelextrakten ist relativ gut erforscht, es gibt über 1.200 wissenschaftliche Publikationen darüber. Unter den etwa 900 bekannten Inhaltsstoffen der Mistel sind vor allem zwei wirksame Hauptbestandteile: die Lektine und die Viscotoxine. Die Lektine stärken das Immunsystem, und die Viscotoxine verhindern, dass die Krebszellen sich teilen und der Krebs wachsen kann. Erkennen Sie die beiden Hauptideen der Biologischen Intensivtherapie in dieser Wirkstoffkombination der Mistel wieder?

Die Lektine der Mistel stimulieren das Immunsystem, indem sie die Lymphozyten, also die Spezialisten im Abwehrkampf, dazu anregen, Botenstoffe zu produzieren, die den Abwehrkampf koordinieren helfen; diese Botenstoffe nennt man Zytokine.

Die Viscotoxine erledigen im Prinzip die gleiche Aufgabe wie die Wirkstoffe, die in der Chemotherapie eingesetzt werden, die sogenannten Zytostatika. Sie zerstören Krebszellen, indem sie Löcher in deren Zellmembran stanzen.

Die Kunst des behandelnden Arztes ist es, die Inhaltsstoffe der Mistel gezielt und wirksam einzusetzen, damit ihre Wirkung nicht verpufft oder von einem übermächtigen Gegner zunichtegemacht wird. Es ist also äußerst wichtig, die richtige Dosis, den richtigen Zeitpunkt und die richtige Kombination mit anderen Heilmitteln anzuwenden. Die Mistel ist keine Bombe, sondern eine feine Klinge und will von kundiger Hand geführt werden!

Die wichtigsten Wirkstoffe der Mistel

- **Lektine steigern die Aktivität des Immunsystems, leiten Krebszelltod ein.**
- **Viscotoxine zerstören Krebszellen, unterstützen Krebskillerzellen des Immunsystems.**
- **Vester'sche Proteine bewirken Zerstörung von Krebszellen. Arginin hemmt im Tierversuch Tumorbildung.**
- **Arabinogalaktane aktivieren Bestandteile des Immunsystems. Glakturonane aktivieren Bestandteile des Immunsystems. Quercetin wirkt im Tierversuch krebshemmend.**
- **Vitamin C aktiviert Leukozyten und Interferon.**

Einige Firmen haben versucht, die Lektine aus dem Mistelextrakt zu isolieren und auf diese Art aus dem Naturheilmittel ein „richtiges" Medikament zu machen. Das Problem dabei: Dieses Medikament funktioniert nur für kurze Zeit, dann bildet der Organismus Antikörper gegen die Lektine, und sie wirken nicht mehr. Es scheint so, als ob einige andere Inhaltsstoffe der Mistel, die wir als unwichtig betrachten, die länger anhaltende Wirksamkeit der Hauptstoffe im Körper gewährleistete; die Lektine haben sozusagen Chauffeure und Leibwächter als „Kollegen" im Mistelextrakt. Die volle Wirkung des Mistelextrakts ist daher nur gewährleistet, wenn er alle Inhaltsstoffe der Pflanze enthält.

Botanik

Es gibt in Europa vier Hauptarten der Mistel. Nur eine davon, die Weißbeerige Mistel, wird für medizinische Zwecke verwendet. Die anderen drei Arten sind die Zwergmistel, die Rotbeerige und die Gelbbeerige Mistel.

Wie wir Mistelextrakte anwenden

Im Rahmen der Biologischen Intensivtherapie ist die Anwendung der Mistelextrakte eine wichtige Grundlage des Behandlungskonzepts. Allerdings unterscheidet sich unsere Methode der Anwendung so sehr von den herkömmlichen Verfahren, dass man fast von einer anderen Therapieform sprechen kann. Das herkömmliche Verfahren besteht darin, Mistelextrakt subkutan (also unter die Haut) in relativ geringer Dosis zu injizieren. Dies bewirkt eine sanfte Unterstützung des Immunsystems, mehr nicht.

Bei der Biologischen Intensivtherapie geben wir Mistelextrakte intravenös, das heißt direkt in die Blutgefäße. Zu Beginn wird getestet, ob der Patient die Mistelwirkstoffe verträgt; bisher haben acht unter 1.000 Patienten eine Unverträglichkeit gezeigt. Danach wird die Dosis rasch gesteigert auf bis zu 30 Ampullen an einem Tag. Diese Therapie geht über etwa drei bis vier Wochen und wird jeden Tag durchgeführt, auch am Wochenende. Es ist extrem wichtig, dass die Testung auf allergische Reaktionen und die Einstellung auf eine immer höhere Dosis von einem erfahrenen Fachmann durchgeführt wird, um die größtmögliche Sicherheit für den Patienten zu gewährleisten. Schwere allergische Reaktionen bei der ersten Testbehandlung mit einer halben oder ganzen Ampulle Helixor müssen sofort mit Kortison abgefangen werden. Interessanterweise kann man aber auch in diesen sehr seltenen Fällen etwa die Hälfte der Patienten durch äußerst vorsichtiges Vorgehen nach und nach wieder auf die Behandlung einstellen. Eine Gabe von Mistelextrakt durch weniger erfahrene Kräfte oder gar durch den Patienten selber (wie in der herkömmlichen Misteltherapie durch subkutane Injektion manchmal üblich) ist bei der Mistel-Hochdosis-Therapie völlig unmöglich.

Eine interessante Beobachtung habe ich bei Patienten gemacht, die früher schon Mistel durch herkömmliche subkutane Injektionen erhalten hatten: Bei ihnen werden durch die intravenöse Gabe scheinbar alte Depots von Mistelextrakt aktiviert; das führt oft zu Rötungen, Hautschwellungen und Juckreiz. Offensichtlich liegen solche Depots unverbraucht und wirkungslos über längere Zeit im Fettgewebe. Auch dieses Phänomen bestätigt meine Vermutung, dass durch die subkutane Injektion die Wirkung der Mistel nicht voll ausgeschöpft wird.

Es ist auch pharmakologisch unmöglich, dass eine subkutane Mistelgabe zum Beispiel eine Lungenmetastase abtöten könnte; dies funktioniert manchmal aber sehr wohl, wenn der Mistelextrakt intravenös gegeben wird. Falls nötig, können wir Mistelextrakte auch direkt in den Tumor oder in dessen Nähe injizieren; auf diese Art haben wir zum Beispiel bei Brustkrebs einen Rückgang des Tumorvolumens beobachten können. Auch bei Blasenkrebs und Darmkrebs habe ich mit lokalen Injektionen schon gute Erfolge erzielt, besonders in Verbindung mit Ozoninstillationen; die aggressive Wirkung von Ozon unterstützt in diesem Fall optimal die Wirkung der Mistel.

Begleitung der Chemotherapie

Auf Grund meiner langjährigen einschlägigen Erfahrung kann ich die Mistel als Ergänzung zur Chemotherapie nur dringend empfehlen. Für viele Patienten wird die Chemotherapie durch die begleitenden Mistelinfusionen erst erträglich. Ich kann mich sogar an Fälle erinnern, bei denen wegen zu starker Nebenwirkungen abgebrochene Chemotherapien durch eine Misteltherapie wieder fortgesetzt werden konnten.

Mistelextrakte können den negativen Effekten auf das Immunsystem entgegenwirken, welche die in der Chemotherapie eingesetzten Zytostatika hervorrufen. Dies ist nicht nur meine eigene

Beobachtung an einer großen Zahl von Patienten; es existieren auch klinische Studien, die beweisen, dass durch die Kombination von Mistel mit Chemotherapie die Verträglichkeit erhöht und die Überlebenszeit verlängert wird.

Baustein: Peptide

Es gibt im Körper einige Organe, die man als Hauptquartiere, Kommando- und Schaltzentralen des Immunsystems bezeichnen könnte. Die Thymusdrüse ist das Trainingszentrum, in dem die Lymphozyten, also die Spezialisten des Immunsystems, aufgezogen und ausgebildet werden. In der Milz, dem Hauptorgan des Lymphsystems, werden laufend das Blut und die Lymphflüssigkeit gereinigt und verbrauchte Blutzellen erneuert. Außerdem stehen in der Milz die Abwehrtruppen des Immunsystems ständig bereit, um im Bedarfsfall Krankheitserreger oder wildgewordene Zellen und Zellverbände anzugreifen.

Die Motivation und Organisation dieser Immunzellen wird von Peptiden besorgt, das sind sehr kleine Eiweißstoffe, die in der Milz produziert werden. Die natürlichen Eigenschaften von Peptiden können als Heilmittel genutzt werden, insbesondere in der Krebstherapie. Dazu werden Peptide aus der Milz von Tieren, meistens Schweinen, gewonnen. Durch Konzentration, Reinigung und Trocknung wird ein standardisierter Wirkstoff hergestellt, der in Form von Dragees oder Injektionsampullen eingesetzt wird.

Auch die bekannten Interferone und Interleukine gehören zur Gruppe der Peptide. Diese künstlich hergestellten Wirkstoffe werden manchmal zur Stabilisierung des Immunsystems eingesetzt, verursachen aber wegen ihrer Nebenwirkungen oft Probleme. Peptide von Tieren sind für den menschlichen Organismus natürlich ein fremder Stoff; der Fachausdruck dafür ist „xenogene Peptide",

„xenos“ ist das griechische Wort für „fremd“. Trotzdem funktioniert die Unterstützung des Körpers im Abwehrkampf durch diese fremden Peptide ganz ausgezeichnet.

Das ist sowohl durch wissenschaftlich dokumentierte Studien und Erfahrungsberichte als auch durch meine eigenen Erfahrungen über viele Jahre belegt.

So wirken Peptide in der Krebsbehandlung

- **Sie verstärken die Tätigkeit der Abwehrzellen im Immunsystem.**
- **Sie bewirken die Produktion von Zytokinen, dem Nachrichtendienst des Immunsystems.**
- **Sie helfen beim Abbau von Zellgiften.**
- **Sie helfen gegen Übelkeit und Schwächezustände während Chemo- und Strahlentherapie.**
- **Sie stabilisieren den Stoffwechsel und das Körpergewicht.**

Wir lernen laufend über die Wirkungsweise und die Beschaffenheit von Peptiden dazu; so hat man zum Beispiel erst vor kurzer Zeit entdeckt, dass Milzpeptide die sogenannten Hemorphine enthalten. Hemorphine haben sehr ähnliche Eigenschaften wie die bekannten Endorphine: Sie werden unter körperlicher Belastung verstärkt gebildet, heben die Stimmungslage und die Belastbarkeit und wirken schmerzlindernd. Das selbst empfundene verbesserte Befinden vieler Patienten durch die Biologische Intensivtherapie ist ziemlich sicher auf die Hemorphine in den Peptiden zurückzuführen. Über diese Effekte gibt es selbstverständlich nicht nur theoretische Laborerkenntnisse, sondern auch wissenschaftlich gesicherte Beweise durch Doppelblind-Studien.

Baustein: Thymus

Die Thymusdrüse (volkstümlich „Bries“) ist ein etwa faustgroßes Organ, das hinter dem Brustbein liegt. Beim alten Menschen verkümmert sie immer mehr und hat schließlich nur mehr die Größe einer Rosine. Der Rückgang dieses „Trainingslagers für das Immunsystem“ könnte ein Grund dafür sein, dass Krebs eine Alterskrankheit ist und dass ältere Menschen prinzipiell mehr Unterstützung für ihr Immunsystem brauchen.

Die jungen Lymphozyten wandern vom Knochenmark in die Thymusdrüse, sie werden sozusagen „eingeschult“ und zu Spezialisten ausgebildet: Killerzellen, Helferzellen, Gedächtniszellen und Suppressorzellen. Etwa 40 verschiedene Faktoren wirken im Thymus als „Lehrer“ des Immunsystems. Diese Faktoren kann man in Form von Thymusextrakten in der Therapie nutzen, was seit längerer Zeit erfolgreich erprobt wird.

Das können Thymusfaktoren

- **Sie bewirken, dass im Knochenmark Lymphozyten gebildet und zu Abwehrzellen geschult werden.**
- **Sie aktivieren die Abwehrzellen, die schon vorhanden sind.**
- **Sie sorgen für ein Gleichgewicht zwischen den verschiedenen Zellen des Immunsystems; dieses ist für eine optimale Abwehrwirkung sehr wichtig.**
- **Sie helfen bei der Kommunikation und Abstimmung der Abwehrzellen untereinander.**
- **Sie helfen bei einer Chemo- oder Strahlentherapie, die Nebenwirkungen zu mildern, und wirken der Schwächung des Immunsystems entgegen, die diese Therapien normalerweise hervorrufen.**
- **Sie fördern das allgemeine Wohlbefinden und die Lebensqualität.**

Im Gegensatz zu Peptiden, die meist aus Schweinen gewonnen werden, wird Thymusextrakt aus der Thymusdrüse von Kälbern hergestellt. In vieler Hinsicht ist die Wirkungsweise von Thymusextrakten der Funktion von Milzpeptiden und anderen Peptiden recht ähnlich. Diese Ähnlichkeit bedeutet aber nicht, dass eines von beiden überflüssig wäre. Im Gegenteil, der Einsatz zweier ähnlich wirkender Gegner bindet die Kräfte des Feindes offensichtlich wirksamer. Auch in der militärischen Kriegführung werden ja die vorhandenen Truppen auf verschiedene Waffengattungen aufgeteilt, die einander ergänzen.

Das Zusammenwirken ist überhaupt eines der wichtigsten Merkmale der Biologischen Intensivtherapie; hier gibt es keine Monotherapie, also Einzeltherapie, sondern nur ein geordnetes Zusammenwirken von Einzelmaßnahmen, das über viele Jahre hinweg optimiert wurde. Ein gutes Beispiel für das Zusammenspiel der Wirkstoffe ist auch die Kombination von Mistel und Thymus: Thymusextrakte fördern die Bildung von Abwehrzellen, die dann durch die Wirkstoffe der Mistel für ihren Einsatz aktiviert werden.

Wenig bekannt ist auch in der Fachwelt, dass die Wirksamkeit von Thymusextrakten wissenschaftlich bereits recht gut dokumentiert ist und dass auch laufend klinische Forschungen damit durchgeführt werden. Zurzeit wird eine große multizentrische (das heißt an mehreren Orten gleichzeitig durchgeführte) Studie vorbereitet, die den Einsatz von Thymus bei Leberkarzinom dokumentieren soll. Diese Studie soll die Ergebnisse einer kleineren Studie von 1997 bestätigen, die für diese Anwendung eine wesentliche Verlängerung der Überlebenszeit ergeben hat.

Baustein: Enzyme

Enzyme sind Eiweiße, die für den Stoffwechsel im Organismus absolut unentbehrlich sind. Die einfachsten biochemischen Reaktionen im Körper wären ohne Enzyme unmöglich. Ohne Enzyme könnte man auch kein Bier, kein Brot und keinen Käse herstellen; ohne Enzyme gäbe es keine Gentechnologie!

Die grundlegende Funktion und die Wichtigkeit von Enzymen für das Funktionieren des Körpers werden seit etwa 200 Jahren erforscht. Schon vor 100 Jahren unternahm ein englischer Wissenschaftler namens Beard Versuche mit intravenös injizierten Enzymen aus Pankreasextrakt an 70 Krebspatienten und erzielte angeblich sehr gute Ergebnisse.

In den Dreißigerjahren entdeckte man, dass im Labor Krebszellen durch das Serum gesunder Menschen zerstört werden können, aber nicht durch das Serum Krebskranker. Weitere Forschungen ergaben, dass diese mangelhafte Abwehrkraft durch sogenannte „blocking factors" im Serum der kranken Personen hervorgerufen wurde, und dass man sie durch die richtige Mischung aus Enzymen wiederherstellen konnte.

Seit 35 Jahren sind solche Mischpräparate aus verschiedenen pflanzlichen und tierischen Enzymen (vor allem Papain, Chymotrypsin und Trypsin) in Deutschland recht verbreitet und heute als Arzneimittel anerkannt. Sie werden hauptsächlich in der Behandlung von Gefäßerkrankungen und Entzündungen eingesetzt. Seit einigen Jahren untersucht man die Wirkung bei rheumatischen Erkrankungen und in der Neurologie. Enzympräparate sind oft ein wirksames Mittel bei Grippe, Husten und Sportverletzungen. Der Einsatz in der Krebstherapie ist erst seit wenigen Jahren auf eine wissenschaftlich gesicherte Basis gestellt; man hat unter anderem nachgewiesen, dass das Enzym Bromelain die Adhäsionsmoleküle (das sind „Anziehungsmoleküle") blockieren kann, die von den

Krebszellen quasi als „Landebahn" beim Andocken an gesunde Zellen benützt werden, wenn sie irgendwo im Körper Metastasen bilden. Man kann also mit einiger Sicherheit behaupten, dass Enzyme Metastasen verhindern können!

Die vorhin erwähnten „blocking factors", die die Bekämpfung von Krebszellen verhindern, werden heute meist als „Immunkomplexe" bezeichnet. Diese Immunkomplexe sind spezielle Truppen auf der Seite der Krebserkrankung; sie lenken das Immunsystem ab, sodass es sich nicht auf seine eigentliche Aufgabe konzentrieren kann. Enzyme können die Immunkomplexe auflösen und so das Immunsystem frei machen für den eigentlichen Kampf gegen die Krebszellen. Vor allem bei Brustkrebs, Bauchspeicheldrüsenkrebs und bei Magenkrebs treten solche Immunkomplexe als Ablenkungsmanöver auf.

Ein weiterer unfairer Trick der Tumore ist das Maskieren: Durch die übermäßige Bildung von Fibrin (das ist ein „Klebstoff", der die Blutgerinnung bewirkt) werden ihre Eigenarten für die Antikörper des Immunsystems unsichtbar. Enzyme sind in der Lage, überschüssiges Fibrin abzubauen; die Antikörper können dadurch die Antigene der Tumorzellen wieder erkennen und bekämpfen.

Im Laborversuch hat man auch schon nachgewiesen, dass gewisse Enzyme die Leistung der Makrophagen und Killerzellen des Immunsystems steigern können. Auch bei gesunden Menschen funktioniert dieses „Immuntuning", bei kranken ist man sich noch nicht ganz sicher; es scheint, dass der Einfluss in diesem Fall eher je nach Bedarf regulierend ist.

Enzyme bei Chemotherapie

- **Weniger Übelkeit, Brechreiz und Haarausfall**
- **Weniger toxische Effekte der Zellgifte**
- **Besserer Appetit, Gewichtszunahme**
- **Weniger Depressionen und Schwächezustände**
- **Insgesamt verbesserte Lebensqualität**

Enzyme bei Strahlentherapie

- **Weniger Durchfall**
- **Stoppt Entzündungen auf Schleimhäuten**
- **Vermindert Entzündungen der Haut**
- **Weniger Bedarf an Medikamenten gegen die Nebenwirkungen**

Neben der vorbeugenden Wirkung gegen Metastasen und der Fähigkeit, den schmutzigen Tricks der Krebserkrankung gegen das Immunsystem gegenzusteuern, nutze ich Enzyme auch bei Patienten, die Chemo- oder Strahlentherapie erhalten.

Eine Frage, die uns derzeit noch sehr beschäftigt, ist die, warum man Enzymmischungen nicht intravenös verabreichen kann, wie wir es bei Mistelextrakten ja sehr erfolgreich betreiben und wie es auch bei Thymusextrakten möglich ist. Alle Forschungen und Veröffentlichungen in dieser Richtung raten dringend davon ab, nicht zuletzt wegen allergischer Reaktionen. Enzyme im Rahmen der Biologischen Intensivtherapie sind keine Langzeit-, sondern eine Stoßtherapie: Es muss viel und schnell und genau abgestimmt verabreicht werden, damit der Gegner keine Gelegenheit hat, sich darauf einzustellen. Wir verabreichen über vier Wochen täglich eine relativ hohe Dosis oral.

Baustein: Hyperthermie

Die Hyperthermie ist eine der Behandlungsformen, die mir besonders am Herzen liegen. Ich führe in meiner Tagesklinik die meisten Hyperthermiebehandlungen in ganz Deutschland und wahrscheinlich auch in ganz Europa durch und habe an der Weiterentwicklung einiger Geräte aktiv mitgearbeitet.

Hyperthermie bedeutet auf Deutsch einfach Übererwärmung. Es ist eine wissenschaftlich gut dokumentierte Technik, mit der Tumorzellen abgetötet werden können. Das funktioniert deshalb, weil sich der Stoffwechsel von Tumorzellen ziemlich von dem normaler Zellen unterscheidet; Tumorzellen können sich an hohe Temperaturen nicht so gut anpassen und überleben die Überhitzung nicht. Die Wirkung von begleitenden Chemotherapien oder Strahlentherapie wird durch die Hyperthermie gleichfalls erhöht, ebenso natürlich die Wirkung der anderen Bausteine der Biologischen Intensivtherapie. Prinzipiell ist Hyperthermie nie eine Monotherapie, also eine alleinige Therapie, sondern wird immer mit anderen Verfahren kombiniert.

Grundsätzlich gibt es zwei Arten von Hyperthermie: die Ganzkörperhyperthermie und die lokale Hyperthermie. Die erste Methode verfolgt den Zweck, Metastasen zu behandeln, die im Körper weiter verstreut sind oder die man nicht genau lokalisieren kann. Die lokale Technik wendet man dort an, wo die Lage des Tumors genau bekannt ist. Wir haben allerdings im Rahmen der Biologischen Intensivtherapie Verfahren entwickelt, bei denen man die beiden Arten der Hyperthermie äußerst wirkungsvoll kombinieren kann.

Ganzkörper-Hyperthermie

Bei dieser Behandlungsform wird der Patient in einer Art thermisch isoliertem Bett durch Infrarotbestrahlung auf 40 bis 41 Grad erwärmt. Nach einer Aufwärmphase von circa 30 Minuten dauert die eigentliche Hauptphase etwa eine Stunde. Dabei wird der Patient laufend kontrolliert und nach seinem Wohlbefinden gefragt. Wir wenden grundsätzlich nie Narkosen bei der Hyperthermie an, weil unter Narkose gefährliche Nebenwirkungen, zum Beispiel auf Herz oder Kreislauf, nicht erkannt werden können. Die Temperaturen, die angewendet und erreicht werden können, hängen zu einem großen Teil vom Körperbau des Patienten ab; schmale, schlanke Menschen können am stärksten erhitzt werden.

Ich habe im Rahmen der Biologischen Intensivtherapie zwei wesentliche Neuerungen in der Anwendung der Hyperthermie entwickelt, die die Möglichkeiten dieser Therapie wesentlich erweitert haben: Zum Ersten wenden wir die Ganzkörperhyperthermie auch bei Patienten an, bei denen eigentlich die lokale Hyperthermie angezeigt ist. Durch dieses „Vorerhitzen" des Organismus vor der eigentlichen lokalen Hyperthermie konnte die Wirkung wesentlich verbessert werden, weil der Körper besser „vorbereitet" ist.

Die zweite Neuerung ist, dass wir die Hyperthermie am ganzen Körper auch dann einsetzen, wenn keine erkennbaren oder diagnostizierten Metastasen vorliegen. Bei gewissen Arten von Krebs gehe ich einfach davon aus, dass sich über lange Zeit unentdeckte Mikrometastasen bilden, die irgendwann ausbrechen können. Diese Mikrometastasen bekämpfe ich sozusagen vorbeugend durch Hyperthermie; die Vorbeugung in der Krebstherapie ist ja eines der Gebiete, die von der Schulmedizin geradezu sträflich vernachlässigt werden.

Lokale Tiefenhyperthermie

Die lokale Form der Hyperthermie bekämpft lokal begrenzte Tumore oder Metastasen. Hier wird mit einem Wärmeteller oder -kissen der betroffene Körperteil durch Kurzwellen auf ungefähr

44 Grad erhitzt. Hier liegt auch schon eine der ersten Feinheiten, an denen noch gezielt weitergearbeitet werden muss: Es ist sehr schwierig bis unmöglich, die im Körper, im Tumor, tatsächlich erzielte Temperatur festzustellen. Ich gebe 44 Grad hinein, aber ich weiß nicht, wie viel wirklich am Zielort ankommt. Natürlich versucht man, durch Erhöhung der Eingangstemperatur nachzuregeln, aber da sind enge Grenzen gesetzt, um keine Verbrennung auf der Haut zu riskieren. Wir haben in dieser Hinsicht mit den Herstellerfirmen zusammen schon große Fortschritte erzielt; so habe ich angeregt, die starren Wärmeteller durch solche mit flexiblen Silikonkissen zu ersetzen, sodass ein optimaler Hautkontakt erzielt wird und nicht an einzelnen Stellen zu starke Erhitzung zu leichten Verbrennungen führen kann. Das ist besonders wichtig bei Patienten mit besonders dünnem oder dickem Körperbau.

Weitere Verbesserungen werden in der Zukunft sicher noch nötig sein, zum Beispiel in der Gestaltung der Liegefläche, die wesentlich flexibler oder verstellbar werden muss, damit man auch in der Seitenlage oder mit hochgestelltem Unterkörper therapieren kann. Auch die genaue Kontrolle der tatsächlich im Tumor erzielten Temperatur ist bis jetzt noch ein ungelöstes Problem.

Eine weitere Technik ist die Kurzwellenhyperthermie, die ich zur Bekämpfung von Prostatakrebs einsetze. Sie ist im Kapitel über Prostatakarzinome in diesem Buch beschrieben.

Kleinere Bausteine

Die oben beschriebenen Bausteine der Biologischen Intensivtherapie sind die Hauptbestandteile; jeder einzelne ist unverzichtbar. Im Folgenden möchte ich Ihnen noch einige kleiner Bausteine meiner Therapie vorstellen, die bei Bedarf in Kombination eingesetzt werden.

Kolon-Hydrotherapie

Die Kolon-Hydrotherapie ist auf den ersten Blick eine simple Spülung des Dickdarms mit warmem Wasser, um abgelagerte Rückstände und Giftstoffe aus dem Darm zu entfernen. Mit Hilfe eines speziellen Gerätes, das Wasser in den Darm pumpt und es wieder absaugt, kann diese Behandlung einfach und hygienisch durchgeführt werden. Viele Patienten, die zunächst Bedenken haben, sind über die wohltuende und manchmal recht starke Wirkung erstaunt.

Oft beobachten wir heftige Reaktionen auf den entgiftenden Effekt, meist nach den ersten Sitzungen: Patienten fangen zu weinen an und können sich diese Stimmungsschwankungen gar nicht erklären, andere bekommen Schüttelfrost. Das alles sind Zeichen, dass im Körper Entgiftungs- und Reinigungsprozesse in Gang gesetzt werden, die einen wichtigen Einfluss auf den Status des gesamten Organismus haben.

Antioxidantien

Eines der Probleme, mit denen wir gerade bei krebskranken Patienten konfrontiert sind, sind die sogenannten freien Radikale. Dieser Name lässt an gefährliche Störenfriede denken, und das sind sie eigentlich auch. Freie Radikale sind Bruchstücke von Molekülen, denen für ihre innere Balance ein oder mehrere Elektronen fehlen. Instabil, ziellos und anlehnungsbedürftig irren sie durch den Körper; auf der Suche nach dem fehlenden Elektron können sie an wichtigen Bestandteilen der Zelle ernsten Schaden verursachen. Zu diesen Schäden zählt neben beschleunigter Alterung und Entzündungen auch die Begünstigung von Krebs.

Der Organismus hat im Laufe seiner Entwicklungsgeschichte einen Schutzmechanismus gegen diese freien Radikale entwickelt, die sogenannten Antioxidantien. Von diesen gibt es eine ganze Menge, die wichtigsten sind einige Enzyme, die Vitamine A, C, und E und einige Mineralien und Spurenelemente wie Selen und

Magnesium. Die antioxidativen Substanzen unterstützen einander, zum Beispiel kann Vitamin C das Vitamin E in seiner Wirkung verstärken.

Das Vorhandensein und die Menge von freien Radikalen sind wegen ihrer Flüchtigkeit extrem schwer zu bestimmen. Ein wirksameres Verfahren zur Bestimmung der Gefährdung ist die Bestimmung der Menge ihrer Gegenspieler Vitamin C und E sowie des Beta-Carotin. Wenn man die Menge dieser drei Stoffe im Serum miteinander multipliziert, erhält man das sogenannte „antioxidative Potential". Es existieren Untersuchungen von Epidemiologen, aus denen zweifelsfrei hervorgeht, dass Menschen mit niedrigem antioxidativem Potential öfter an Krebs erkranken als andere.

Ich lege daher großen Wert auf die Gabe von Selenpräparaten und vor allem von Vitamin C. Die Theorie, dass Vitamin C in sehr hoher Dosis Krebs vorbeugen kann, stammt vom zweifachen Nobelpreisträger Linus Pauling. Immer wieder wurde seither angezweifelt, dass der Organismus größere Mengen an Vitamin C überhaupt verwerten kann und nicht unbenutzt wieder ausscheidet. Es gibt jedoch seit den Fünfzigerjahren des letzten Jahrhunderts seriöse Untersuchungen, die das Gegenteil beweisen.

Opti Immun

Opti Immun ist ein Mischpräparat, das von einem deutschen Onkologen entwickelt wurde, aber erst in Amerika den Durchbruch geschafft hat und von dort wieder zu uns zurückgekehrt ist. Es besteht aus 40 Vitaminen, Kräutern und Nährstoffen, die einander wechselseitig sehr wirksam ergänzen und dadurch das Immunsystem stärken und Giftstoffe abbauen können.

Ozontherapie

Ozon ist eine Form von Sauerstoff mit drei Atomen und wird chemisch als O_3 bezeichnet. Ozon ist giftig und darf nicht eingeatmet werden, was aufgrund seines unangenehmen Geschmacks ohnehin fast unmöglich ist. Ozon wirkt stark oxidierend, man nennt es auch Aktivsauerstoff.

Seit über 80 Jahren wird Ozon als Heilmittel eingesetzt. Es besitzt eine Vielzahl von Wirkungen für Entgiftung und Reinigung. Ebenso zahlreich sind die Möglichkeiten der Anwendung: als Injektion subkutan oder intravenös, durch Mischung mit Blut unter Überdruck (als „hyperbare Ozontherapie“) und durch Begasung von Hautteilen. Wir verwenden öfters Ozoneinläufe, weil die entgiftende Wirkung über die großen Schleimhäute des Darms besonders gut zur Wirkung kommt.

Knochenhärtung

Bei einigen Krebsarten weiß man im Vorhinein, dass ein größeres Risiko für Metastasen in den Knochen besteht; dies trifft vor allem auf Prostata-, Brust- und Lungenkrebs zu. Es ist daher wichtig, vorbeugend etwas für die Härtung und Versiegelung der Knochen zu tun. Für diesen Zweck gibt es seit etwa zwei Jahren ein Medikament gegen Knochenmetastasen namens Zometa, ein Biphosphonat, das vor seiner EU-Zulassung in Studien an über 3.000 Patienten erfolgreich getestet wurde.

Ich setze Zometa nicht erst ein, wenn es zu Knochenmetastasen gekommen ist, sondern vorbeugend bei Patienten, die für solche Metastasen anfällig sein könnten.

Karzinomcocktail

Eine neue Kombinations- und Darreichungsform ist der von uns entwickelte Karzinomcocktail, eine Mischinfusion, deren Bestandteile einander in der Wirkung verstärken: Mistelextrakt, Magnesium, Eisen, Selen oder Vitamin C, Leberpeptide und schmerzhemmende Mittel. Milzpeptide können auf diese Art nicht verabreicht werden und sind daher nicht in der Infusion enthalten.

Auch dürfen Vitamin C und Selen (in Form von Natriumselenit) nicht gemeinsam gegeben werden, weil die Ascorbinsäure (Vitamin C) das medizinisch wirksame Natriumselenit in wirkungsloses elementares Natrium umwandelt.

Prostatakrebs – Ein neues biologisches Therapiekonzept

Es gibt viele verschiedene Arten von Krebs; wenn wir in diesem Buch eine einzelne Art, nämlich den Prostatakrebs, herausgreifen und ihm ein eigenes Kapitel widmen, hat das mehrere Gründe:

Zum Ersten betreiben wir hier in Düsseldorf ein Zentrum für biologische Krebstherapie beim Prostatakarzinom, das einmalig auf der Welt ist. Wir setzen hier ein biologisches Konzept speziell für das Prostatakarzinom um, das ich als Urologe und Krebsspezialist entwickelt habe und das seit Jahren sehr gute Ergebnisse liefert. Dieser Grad der Spezialisierung ist ungewöhnlich und weltweit wahrscheinlich einzigartig.

Zum Zweiten ist Prostatakrebs mittlerweile die häufigste Art von Krebs bei männlichen Krebskranken. Etwa eine Dreiviertelmillion Männer in Deutschland leben mit dieser Krankheit, das ist mehr als die gesamte männliche Einwohnerzahl von München!

Neben der hohen Zahl der Betroffenen verursacht Prostatakrebs noch einige andere ganz spezielle Probleme: Er verursacht im ersten Stadium keine Symptome und wird dadurch oft sehr spät entdeckt. Erst wenn sich Krankheitssymptome einstellen, gehen viele Männer zur Untersuchung. Diese Symptome sind oft irreführend: Knochenschmerzen, Gewichtsverlust, Rückenschmerzen, Schwierigkeiten beim Wasserlassen. Ein Drittel der Patienten hat bei der Diagnose bereits Metastasen an anderen Stellen des Körpers, meist in den Lymphknoten, den Knochen oder der Lunge. Dadurch wird die Behandlung natürlich wesentlich schwieriger.

Zum Dritten ist die herkömmliche Behandlung des Prostatakarzinoms äußerst unzureichend. Die Statistik in der Behandlung wird dadurch geschönt, dass vor allem sehr alte Männer über 80 Jahren daran erkranken; in diesem Alter ist das Risiko, daran zu sterben, allerdings relativ gering.

Die Wirksamkeit oder Unwirksamkeit der traditionellen Therapie beim Prostatakrebs wird durch große Studien aus den USA wirkungsvoll illustriert, vor allem durch eine repräsentative Studie der „Veterans Administration“, die für die medizinische Versorgung ehemaliger Soldaten zuständig ist und viel wertvolle wissenschaftliche Arbeit leistet. In dieser Studie wurden zwei vergleichbare Gruppen von Prostatakrebs-Patienten gebildet; die eine Gruppe wurde mit der üblichen Therapie behandelt, also einer operativen Totalentfernung der Prostata. Die andere Gruppe wurde mit einer Methode behandelt, die wissenschaftlich-vornehm als „Watchful Waiting“ bezeichnet wird: abwarten und sehen, was passiert. Das Ergebnis? Beide Gruppen hatten eine gleich lange Lebenserwartung. Daraus kann man natürlich mehrere Schlussfolgerungen ableiten: Entweder ist Zuwarten eine wirkungsvolle Behandlungsform. Oder die Totaloperation ist keine wirksame Behandlungsform ...

Die Krankheit

Die Prostata oder Vorsteherdrüse ist ein Bestandteil der inneren Geschlechtsorgane beim Mann. Sie sitzt am Anfang der Harnröhre und hat im gesunden Zustand ungefähr die Größe einer Kastanie. Die Prostata produziert ein Sekret, das dem Samen beigemischt wird und damit die Beweglichkeit der Samenfäden fördert. Wenn das Drüsengewebe in Form einer bösartigen Geschwulst zu wuchern beginnt, spricht man von einem Prostatakarzinom.

Um dieses zu diagnostizieren, unternimmt der Urologe meistens zuerst eine Tastuntersuchung durch den Darm. Wenn die Prostata bei dieser Untersuchung ungewöhnlich hart erscheint, sind weitere Untersuchungen angezeigt: Die wichtigsten sind bei uns die Bestimmung des PSA-Wertes im Blut (PSA bedeutet prostataspezifisches Antigen) und die Untersuchung mittels Magnetresonanztomographie (MRT). Diese Untersuchung ist sehr aussagekräftig und wichtig, wird aber von vielen Urologen gar nicht durchgeführt. Auch Ultraschalldiagnostik und PET Scan kommen fallweise zum Einsatz.

Die Befundung durch Stanzbiopsie vermeide ich nach Möglichkeit, um eine Streuung der Tumorzellen in andere Teile des Körpers zu vermeiden.

Über die Risikofaktoren für Prostatakrebs gibt es unter den führenden Wissenschaftlern keine volle Übereinstimmung. Oft wird eine genetische Disposition, also eine erbliche Veranlagung, angenommen. Zu viel Fett in der Nahrung scheint ebenfalls die Bildung von Prostatakrebs zu begünstigen. Ein besonders negativer Aspekt der Krankheit ist die in Fachkreisen manchmal geäußerte Vermutung, dass auch besonders hohe sexuelle Aktivität ein Risikofaktor sein könnte.

Die traditionelle Therapie

Prostatakrebs wird in der herkömmlichen Therapie üblicherweise operiert. Ausnahmen davon werden nur gemacht, wenn der Patient besonders alt oder die Krankheit nur sehr wenig entwickelt ist. Die Operation wird meist als radikale Prostatektomie bezeichnet. Da auch beim Prostatakrebs häufig Metastasen auftreten, ist die Bezeichnung „Totalentfernung“ leider mehr ein Ausdruck von Wunschdenken als eine exakte medizinische Bezeichnung!

Nach der Operation wird gegebenenfalls eine Strahlentherapie durchgeführt, auch Chemotherapien werden fallweise angewendet.

Die Erfolgsquote der operativen Behandlung habe ich weiter oben in diesem Kapitel bereits erwähnt, statistisch liegt sie im selben Bereich wie das „Abwartende Beobachten". Ein ernstzunehmendes Problem bei der Operation der Prostata ist die darauf folgende dauerhafte Impotenz der Betroffenen, da die Nerven, die für sexuelle Erregung zuständig sind, dabei zerstört werden. Chirurgen kontern dieses Problem gerne mit dem Hinweis, dass man heutzutage „nervenschonende" Operationstechniken anwende. Aus meiner eigenen chirurgischen und urologischen Erfahrung und aus vertraulichen Vieraugen-Gesprächen mit Kollegen weiß ich aber, dass auch nach einer „nervenschonenden" Prostataresektion sehr viele Patienten trotzdem dauerhaft impotent bleiben.

Ein noch weitaus ernsteres Problem ist die mögliche Beschleunigung der Krebserkrankung durch die Operation. Der bekannte Urologe Dr. Thomas Stamey von der Universität Stanford (er ist inzwischen im Ruhestand) verglich Gruppen von unbehandelten und erfolglos operierten und/oder bestrahlten Patienten mit Prostatakrebs. Er maß die Zeit, in der sich beim Patienten der Messwert des PSA verdoppelt, das heißt also, wie schnell die Krankheit fortschreitet. Bei unbehandelten Patienten verdoppelte sich der PSA im Schnitt alle vier Jahre. Bei den erfolglos operierten Patienten verdoppelte sich der PSA in etwa alle drei Monate, also 16-mal so schnell!

Ich möchte Sie bitten, mich (wieder einmal!) nicht falsch zu verstehen: Natürlich kann eine Operation angezeigt und für den Patienten die beste Lösung sein. Sie ist aber kein Allheilmittel als Standardbehandlung und vor allem ohne geeignete Begleit- und Nachbehandlung allzu oft ein untaugliches Mittel. Neue schwedische Statistiken besagen, dass es in fast 70 Prozent der Fälle nach einer Radikaloperation zu Rezidiven kommen soll. Zu wenig setzt man auch die Magnetresonanztomographie ein, die genau zeigen kann, ob der Tumor bereits die Kapsel überschritten hat. Hätte man häufiger eine MRT vorliegen, würde man weniger operieren!

Operationsrisiko bei Prostatakrebs

- **Operationssterblichkeit 1-3 Prozent**
- **Inkontinenz 15-30 Prozent**
- **Impotenz bis 90 Prozent!**
- **Retrograde Ejakulation bei den nicht impotenten Patienten (Samenerguss in die Harnblase, damit verbunden Zeugungsunfähigkeit) 90 Prozent**

Die Biologische Intensivtherapie bei Prostatakrebs

Die herkömmliche Therapie von Prostatakrebs wird mit großem Aufwand, aber leider nicht mit optimalen Ergebnissen betrieben: Hormonblockade, Totaloperation, Chemotherapie, Bestrahlung und Kombinationen aus diesen Behandlungsmethoden sind üblich. Für die Patienten sind diese mit zum Teil erheblichen Nebenwirkungen verbunden. Der Arzt ist oft ratlos, wenn sich zum Beispiel nach einiger Zeit eine Hormontaubheit einstellt oder wenn die wiederholte Chemotherapie nicht mehr greift.

Viele Patienten wollen eine Operation unbedingt vermeiden, weil sie die negativen Effekte wie Inkontinenz oder Impotenz fürchten. Diesem Wunsch kann der Arzt nur nachkommen, wenn er ein Verfahren anwenden kann, das wirksam und sicher ist.

Mit der Biologischen Intensivtherapie in der besonderen Ausformung für Prostatakrebs haben wir ein solches Verfahren zur

Verfügung; ich habe es über lange Jahre als wahrscheinlich weltweit einzig biologisch arbeitender Urologe entwickelt. Es kann nicht zur Gänze und nicht in jedem Fall die traditionellen Therapien ersetzen; es kann aber mit diesen sehr gut kombiniert werden und ihre Wirksamkeit und Verträglichkeit verbessern.

Ähnlich wie bei der Biologischen Intensivtherapie im Allgemeinen, die in den vorigen Kapiteln bereits beschrieben wurde, kombinieren wir auch bei Prostatakrebs einzelne Therapieelemente in einer schlagkräftigen und gebündelten Form. Auch hier werden für jeden Patienten individuell genau der Ablauf, die Dosis, die Kombination und die Dauer gewählt, die er nach seinem Krankheitsbild und seiner Verfassung braucht.

Kurzwellenhyperthermie

Diese Behandlungsmethode ist eine Sonderform der lokalen Hyperthermie. Sie ist noch sehr wenig verbreitet und erfordert besondere technische und medizinische Kenntnisse.

Bei der Kurzwellenhyperthermie wird nach einer Vorbehandlung ein Katheter in örtlicher Betäubung durch die Harnröhre so gelegt, dass eine am Ende dieses Katheters platzierte Sendersonde genau in der Prostata zu liegen kommt. Diese Sonde fungiert als Sender, zwei auf die Hüfte aufgeklebte Plastikstreifen dienen als Empfänger von Steuersignalen, die über Radiofrequenzen übertragen werden. Die Sonde selbst bleibt kalt, dadurch besteht keine Verletzungsgefahr für die Harnröhre. Die ausgesendeten Kurzwellen entfalten ihre Hitze im Prostatagewebe selbst; die Temperatur wird umso höher, je dichter das Prostatagewebe ist.

Das Prostatakarzinom geht von der Prostatakapsel aus; am Beispiel einer Orange dargestellt hieße das, es geht von der Schale der Orange aus. Um diese Schale zu erreichen, muss eine hohe

Eindringtiefe durch die Wärmestrahlen gewährleistet sein. Diese hohe Eindringtiefe kann nur mittels der Kurzwellentechnik erreicht werden. Früher wurden von manchen Firmen Versuche unternommen, für die Prostatabehandlung die Mikrowellenhyperthermie einzusetzen, die für die allgemeine lokale Hyperthermie verwendet wird. Ich kann nur davor warnen; die Mikrowellenhyperthermie hat eine zu geringe Eindringtiefe. Genauso unsinnig ist hier die Galvanotherapie!

Die bei der Kurzwellenhyperthermie erreichten Temperaturen liegen zwischen 48 und 52°C. Das geschädigte Prostatagewebe und die abgetöteten Krebszellen werden durch entzündliche Vorgänge im Körper resorbiert, also „entsorgt". Auch Zellen, die sich gerade in der Entwicklung hin zur Bösartigkeit befinden (wir Mediziner nennen dies „Interface-Gewebe“) werden in ihrem Wachstum gehemmt. Dadurch kann man die Kurzwellenhyperthermie auch vorbeugend einsetzen.

Als angenehmer Nebeneffekt der Kurzwellenhyperthermie entspannen sich der Blasenhals und die Harnröhre, dadurch wird das Wasserlassen erleichtert. Auch gutartige Vergrößerungen der Prostata (sogenannte Adenome oder Hyperplasien) gehen oft zurück.

Die Kombination von Kurzwellenhyperthermie, lokaler Tiefenhyperthermie über die Blase und Ganzkörperhyperthermie, ergänzt durch hochdosierte Mistelinfusionen, ist eine revolutionäre Neuerung in der biologischen Behandlung des Prostatakarzinoms.

Die Wirkung besteht also nicht nur darin, dass Krebszellen durch Hitze abgetötet werden; es werden auch urologische Funktionen verbessert, indem der Enzymhaushalt reguliert und Rezeptoren beeinflusst werden, desgleichen Lymphknoten und Samenblasen. Die gute Wirksamkeit der Kurzwellenhyperthermie ist durch Studien in den USA eindeutig belegt. Bemerkenswert ist auch die Zulassung des Verfahrens durch die US-amerikanische Medizinbehörde FDA (Food and Drug Administration), die als sehr streng und restriktiv in der Vergabe von Zulassungen für neue medizintechnische Geräte gilt. Die Kurzwellenhyperthermie mit Katheter direkt in die Prostata kann natürlich nicht mehr durchgeführt werden, wenn die Prostata bereits in einer Totaloperation entfernt worden ist.

Biologische Intensivtherapie ist eine Radikaloperation ohne Messer.

Lokale Tiefenhyperthermie

Ergänzend zur direkten Behandlung der Prostata durch die Kurzwellenhyperthermie kann durch den Einsatz der lokalen Tiefenhyperthermie auch die Umgebung des Organs erreicht werden. So werden neben der Prostata selbst auch die an die Prostata angrenzenden Lymphknotenbereiche dem Hitzespektrum ausgesetzt.

Ganzkörperhyperthermie

Bereits im Anfangsstadium der Krankheit kann es zu Mikrometastasen kommen. Gerade beim Prostatakarzinom wird oft erst spät eine Diagnose gestellt, und ein Drittel der Patienten hat zu diesem Zeitpunkt bereits Metastasen. Die restlichen zwei Drittel sind Kandidaten für Mikrometastasen, und daher wird bei den meisten Patienten die Ganzkörperhyperthermie angewendet. Diese Behandlung ist auf jeden Fall eine Unterstützung und Verstärkung der anderen Einzelmaßnahmen; sie ist vielleicht eine Sicherheits- und Vorsorgemaßnahme. Wenn Sie dieses Buch nicht gerade von hinten nach vorne gelesen haben, kommt Ihnen mein Grundsatz „Agieren statt reagieren“ vielleicht bekannt vor!

Die hochdosierte intravenöse Misteltherapie

Die bisher beschriebenen Hyperthermieverfahren wende ich etwa drei Wochen lang abwechselnd an; sie werden unterstützt durch tägliche Mistelinfusionen. Diese haben wir im letzten Kapitel bereits erklärt: Nach einem Test, ob die Mistel überhaupt vertragen wird, wird die Dosis schnell gesteigert, teilweise auf bis zu 20-25 Ampullen täglich. Um eine Apoptose (den von der Natur eigentlich vorprogrammierten Tod) der Tumorzellen zu erreichen, ist diese intravenöse Hochdosistherapie erforderlich.

Zusätzliche Maßnahmen

Ergänzt werden die geschilderten Therapien durch die zusätzliche Gabe von Schöllkraut, die Ozontherapie und Antioxidantien; bei diesen verwende ich spezielle Zubereitungen. Gut bewährt hat sich auch das pflanzliche Produkt Prostasol, es kann in vielen Fällen den PSA-Wert innerhalb kurzer Zeit erheblich senken.

Die Kombination der Maßnahmen gegen Prostatakrebs wirkt auf verschiedene Arten:

- **Schädigung und Zerstörung bösartiger Zellen durch erhöhte Thermosensitivität**
- **Säurevergiftung des Tumors durch Absenken des pH-Wertes**
- **Destabilisierung der Zellmembran von Tumorzellen**
- **Öffnen der Tumorzellmembran für bestimmte Wirkstoffe, z. B. der Mistel**

- **Bildung von Hitzeschockproteinen und in der Folge Unterdrückung von Reparaturmechanismen in den Tumorzellen**
- **Leichteres Erkennen von Tumorzellen durch das Immunsystem: Anlagerung von Hitzeschockproteinen an die Tumorzellen**
- **Schmerzlinderung durch Blockierung von Schmerzrezeptoren**

Der Erfolg gibt uns recht

Diese biologische Prostatakrebstherapie kann man sowohl am Beginn der Erkrankung als auch im manifesten Stadium anwenden. Sie eignet sich hervorragend zur Ergänzung schulmedizinischer Maßnahmen und kann auch sehr gut nach Therapieversagen herkömmlicher Therapien eingesetzt werden. Sie wurde von mir erfunden und erstmals vor sieben Jahren eingesetzt.

Auch bei einem vermuteten, aber noch nicht nachgewiesenen Anfangsstadium von Prostatakrebs, zum Beispiel bei PSA-Werten im Grenzbereich, erscheint der vorbeugende Einsatz sinnvoll.

Die positiven Effekte bei unseren Patienten reichen von einer dauernd anhaltenden Senkung des PSA-Wertes ohne zusätzliche Hormonblockade bis hin zu messbaren Rückgängen von Metastasen. Teilweise werden radikale Operationen unnötig. Überprüft werden die positiven Ergebnisse durch MRT und Ganzkörper-Szintigramm. Im MRT lassen sich auch Rückbildungen innerhalb der Prostata messen.

Was Sie selber tun können

An anderer Stelle in diesem Buch habe ich es bereits gesagt: Wir wissen heute so viel über Krebs und gleichzeitig so wenig. Was im Körper mit einem Tumor passiert, was die genauen Ursachen sind und was der Arzt dagegen tun kann: In die Versuche, alle diese Fragen zu beantworten, ist über Jahrzehnte hinweg viel Geld und Arbeit investiert worden, und trotzdem ist noch viel zu wenig darüber bekannt. Wir treten sozusagen auf der Stelle!

Genauso verhält es sich mit der Frage, was Sie selber als Patient tun können, damit es Ihnen besser geht, oder was ein Gesunder tun kann, damit er sein Krebsrisiko minimieren kann; wie Sie Ihren Arzt und vor allem Ihren Körper im Kampf gegen die Krankheit unterstützen können und es sich selbst und vielleicht auch den Menschen in Ihrer Umgebung möglichst leicht machen.

Ich möchte Ihnen in diesem Sinne in diesem Kapitel einige Ratschläge dazu erteilen. Manche sind fundierte medizinische Verhaltensregeln; manche sind einfach Hilfestellungen auf dem Weg zu einer möglichst positiven und konstruktiven Einstellung dem Problem gegenüber, die ich auch meinem besten Freund geben würde, wenn er an einer schweren Krankheit litte.

Der Europäische Kodex zur Krebsbekämpfung

Das Europäische Institut für Onkologie hat bei einem Kongress im Jahr 2003 einen „Europäischen Kodex zur Krebsbekämpfung“ erarbeitet und veröffentlicht. Dieser einfache Katalog von Verhaltensregeln kann für jeden Einzelnen, ob gesund oder krank, als erste Orientierung im Kampf gegen und zur Vermeidung von Tumorerkrankungen dienen. Viele oder die meisten der darin enthaltenen Ratschläge werden Sie als Binsenweisheiten erkennen: Aber halten Sie sich auch daran? Einiges klingt leichter, als es in Wirklichkeit ist!

Europäischer Kodex zur Krebsbekämpfung

- **Rauchen Sie nicht! Wenn Sie rauchen, sollten Sie so schnell wie möglich damit aufhören. Wenn Ihnen dies nicht gelingt, rauchen Sie nicht in Anwesenheit von Nichtrauchern.**
- **Vermeiden Sie Übergewicht.**
- **Unternehmen Sie täglich irgendeine flotte körperliche Betätigung.**
- **Erhöhen Sie Ihren täglichen Verzehr an abwechslungsreichem Obst und Gemüse; nehmen Sie täglich mindestens fünf Mahlzeiten zu sich. Begrenzen Sie die Aufnahme von Nahrungsmitteln, die reich an Fetten tierischen Ursprungs sind.**
- **Wenn Sie Alkohol trinken, ob Bier, Wein oder Spirituosen, beschränken Sie Ihren Alkoholkonsum auf zwei Getränke pro Tag, wenn Sie männlichen Geschlechts sind, bzw. auf ein Getränk pro Tag, wenn Sie weiblichen Geschlechts sind.**
- **Vorsicht vor übermäßiger Sonnenbestrahlung! Dies gilt insbesondere für Kinder und Heranwachsende. Wer zu Sonnenbränden neigt, sollte sich ständig gezielt schützen. (Anmerkung des Autors: Dies ist zum Teil ein weit verbreiteter Irrtum; wir haben ihn im Kapitel „Die sechs größten Irrtümer über Krebs" kommentiert und wissenschaftliche Beweise angeführt. Diese Regel gilt grundsätzlich für Kinder und Transplantationspatienten.)**
- **Halten Sie genauestens Vorschriften ein, durch die Sie vor einem Kontakt mit krebserregenden Stoffen geschützt werden**

sollen. Befolgen Sie die Gesundheits- und Sicherheitsvorschriften über Substanzen, die Krebs verursachen können. Befolgen Sie die Ratschläge der nationalen Strahlenschutzämter.

- **Frauen ab 25 sollten an Früherkennungsuntersuchungen auf Gebärmutterhalskrebs teilnehmen. Diese sollten im Rahmen von Programmen der Qualitätskontrollverfahren erfolgen, die in Einklang mit den Europäischen Leitlinien zur Qualitätssicherung bei Zervikal-Vorsorgeuntersuchungen stehen.**
- **Frauen über 50 sollten an Brustkrebs-Vorsorgeuntersuchungen teilnehmen. Diese sollten im Rahmen von Programmen mit Qualitätskontrollverfahren erfolgen, die in Einklang mit den Europäischen Leitlinien zur Qualitätssicherung bei Mammographie-Vorsorgeuntersuchungen stehen.**
- **Männer wie Frauen ab 50 sollten an Kolorektal-Vorsorgeuntersuchungen teilnehmen. Diese sollten im Rahmen von Programmen mit verfahrensinhärenten Qualitätssicherungsmaßnahmen geschehen.**
- **Nehmen Sie an Programmen zur Impfung gegen Hepatitis-B-Virusinfektion teil.**

Metastaseprophylaxe

80 bis 90 Prozent der Krebstoten sterben nicht am Primärtumor, sondern an den Metastasen. Diese einfache Tatsache ist eigentlich in Fachkreisen unumstritten, trotzdem werden aus ihr viel zu wenige Konsequenzen gezogen: Sobald die erste Erkrankung nicht mehr festzustellen ist, wird der Patient als geheilt entlassen. Er wird bestenfalls in größeren Intervallen zu Nachkontrollen bestellt; werden dann Metastasen festgestellt, wird das als bedauerlicher Unglücksfall angesehen. Ich sehe das grundlegend anders: Die Behandlung des Primärtumors, also der ersten Erkrankung, ist nur die

erste Schlacht, die viel leichter zu gewinnen ist als der gesamte Krieg. Sich auf den Lorbeeren der gewonnenen ersten Schlacht, der geglückten Operation, dem unauffälligen Befund, auszuruhen, ist sträflicher Leichtsinn.

Halten Sie sich das immer vor Augen, wenn Sie das Glück gehabt haben, mit einem negativen Befund entlassen zu werden. In der Biologischen Intensivtherapie ist die Vorbeugung gegen Mikrometastasen (also gegen noch unsichtbare Vorläufer von Metastasen) genauso wichtig wie die Bekämpfung des ursprünglichen Tumors. Ich behandle in vielen Fällen „auf Verdacht", weil aufgrund des Verlaufs der Erkrankung die Bildung von Mikrometastasen angenommen werden muss. Aus diesem Grund rate ich in vielen Fällen dazu, den Behandlungszyklus in der Biologischen Intensivtherapie nach einer angemessenen Zeitspanne zu wiederholen, damit eventuell vorhandene Mikrometastasen im Ansatz zerstört werden und nicht zu Metastasen heranwachsen können.

Ernährung und Bewegung

Man kann nicht durch irgendeine Art von Ernährung Krebs bekämpfen oder vermeiden; das muss einmal in aller Offenheit gesagt werden. Alle Gurus, die behaupten, durch eine Ernährungsumstellung könnte man Tumore verkleinern oder zum Verschwinden bringen, sind Scharlatane.

Sehr wohl kann man aber versuchen, durch die richtige Lebensführung die Behandlung des Spezialisten zu unterstützen. Dazu gehört als ganz wichtiges Element die Ernährung. Die grundlegende Idee dabei ist, dass man den Körper nicht durch falsche Ernährung zusätzlich belastet und damit eine „Nebenfront" eröffnet, an der er seine Kräfte bindet. Gerade dann, wenn der gesamte Organismus alle seine Kräfte aufbieten muss, um den Krebs an allen Fronten zu bekämpfen (Krebs ist keine lokale Krankheit!), ist es nicht ratsam, ihn mit belastender, schwer verdaulicher und vielleicht auch noch Allergien hervorrufender Ernährung anderweitig zu beschäftigen.

Gerade die Situation im Darm ist für das Funktionieren des Immunsystems wichtiger, als man glauben möchte. In unserer Tagesklinik wird die Darmspülung durch die Kolon-Hydrotherapie ein immer wichtigerer Bestandteil der allgemeinen Therapie.

Ich möchte dieses Buch nicht zu einem Diätratgeber erweitern, dafür ist hier nicht der Platz; es gibt zum Thema „Ausgewogene Ernährung" ausgezeichnete Broschüren und Bücher. Zögern Sie nicht, sich in einer stillen Stunde einmal damit zu befassen! Ihr Stoffwechsel besteht übrigens nicht nur daraus, dass Sie Essen in sich hineinschaufeln; es ist auch von der Natur vorgesehen und zudem höchst ratsam, die Kalorien, also die gespeicherte Energie, die Sie mit dem Essen aufnehmen, auch wieder in Arbeit und Bewegung zu verwandeln. Dabei ist relativ egal, wie Sie das tun; Sie sollten eine Art von Sport, Spiel oder Bewegung wählen, die Sie leisten können und die Ihnen vor allem Freude bereitet. Ob Sie sich auf dem Tennisplatz abhetzen oder mit Ihrem Dackel eine Runde durch den Wald drehen: Nur, wenn es Ihnen Spaß macht, werden Sie es regelmäßig wiederholen. Und nur dann nützt es Ihrem Körper auch.

Der „mündige Patient" – Theorie und Praxis

Die Forderung an den Patienten, doch ein „mündiger Patient" zu sein oder zu werden, wird heute zu vielen Gelegenheiten und aus verschiedenen Gründen erhoben. Doch es ist oft gar nicht so leicht, als medizinischer Laie, noch dazu durch Krankheit geschwächt, seine Rechte und seinen Standpunkt als Patient wahrzunehmen. Unser umfassendes und in vielen Bereichen sehr komplexes medizinisches

System ist für den Laien ehrfurchtgebietend, und man traut sich oft nicht, den Herrn Doktor oder den Herrn Professor etwas zu fragen, was man nicht verstanden hat oder was man dringend wissen möchte. Man traut sich nicht, nach einem bestimmten Medikament zu fragen oder zum wiederholten Mal auf unangenehme Nebenwirkungen hinzuweisen, die nicht verschwinden wollen. Man hat Angst, als undankbar oder unloyal dazustehen, wenn man den Arzt wechselt oder wenn man einen zweiten Arzt hinzuziehen möchte, um sich seiner Sache sicher zu sein. Man hat vielleicht Angst, ausgelacht zu werden, wenn man etwas fragt, was man in einer Illustrierten gelesen hat.

Kommen Ihnen diese Ängste und Vorbehalte bekannt vor? Wenn ja, sollten Sie sich diese so schnell wie möglich abgewöhnen! Ihre Befangenheit kommt vielleicht dem reibungslosen Arbeitsablauf in der Klinik und beim niedergelassenen Arzt entgegen, wo man unter Zeit- und Kostendruck steht. Sie selber können aber damit nur verlieren, wenn Sie Ihre eigenen Interessen aus falscher Zurückhaltung nicht vertreten. Es geht hier um IHR Leben, vergessen Sie das nie! Ihre Gefühle sind etwas Wichtiges und keine lächerliche Spinnerei. Wenn Sie vor etwas Angst haben, dann sagen Sie das. Nur Verrückte haben nie Angst. Wenn man Sie nicht verstanden hat, sagen Sie es noch einmal, bis man Sie hört. Wenn Sie etwas nicht verstehen, fragen Sie. Wenn Ihnen niemand antwortet oder wenn Sie die Antwort nicht verstehen, fragen Sie noch einmal.

Es geht hier um IHR Leben, vergessen Sie das nie!

Sie sollten aber auch akzeptieren, dass Ihr Arzt ein gewisses Maß an Verantwortung auf die eigenen Schultern laden muss. Ich habe das leider allzu anschaulich in folgender Situation erfahren müssen: Während meiner Düsseldorfer Zeit kam eines Tages der zweite Oberarzt zu mir und rief mich zu einem Patienten. Dieser rang mit dem Tod. Zu meinem Erstaunen versuchte der Oberarzt offensichtlich vor Zeugen, nämlich mir, diesen Patienten eindringlich zu einer stärkeren Chemotherapie als der bisherigen zu überreden. Der arme Patient konnte kaum noch atmen und wohl auch gar nicht mehr verstehen, was man ihm sagte. Dennoch erklärte mein Kollege ohne Erbarmen die genaue Prozedur einer neuen Chemotherapie. Dann verlangte er, dass der Patient eine Einverständniserklärung unterschreibe; dem fiel jedoch der Kugelschreiber aus der kraftlosen Hand, er verstarb noch in unserem Beisein. Es war ein unglaubliches und unheimliches Erlebnis für mich.

Außer Abscheu und Schrecken vor dieser Situation habe ich für mein weiteres Berufsleben aus dieser Geschichte etwas Wichtiges mitgenommen: Ich muss als Arzt für meinen Patienten in einem bestimmten Maß Verantwortung übernehmen und darf diese nicht zur Gänze auf ihn, den Laien, abschieben; ein vertretbares therapeutisches Risiko muss der Arzt, der ja diesen Beruf gewählt hat, selber eingehen, auch wenn er – so wie ich – therapeutisches Neuland betreten hat.

Ihre Einstellung macht den Unterschied

Es wäre sehr oberflächlich, den Verlauf von schweren Krankheiten auf die psychosomatische Seite und den Charakter des Kranken zu reduzieren. Das Leben, unser Körper und die Medizin sind nicht ganz so einfach. Viele ängstliche, bedrückte und pessimistische Menschen überleben eine schwere Krankheit, viele fröhliche, starke und aufgeschlossene Menschen verlieren den Kampf. Und trotzdem: In vielen Fällen ist die eigene Haltung, der eigene Wille und die eigene Perspektive das entscheidende Quäntchen Kraft, das der Körper braucht, um den wichtigsten Kampf zu gewinnen. Der Arzt ist kein Automechaniker, dem man seinen kaputten Körper vorbeibringt mit der Aufforderung: „Mach mal!" Dass Sie gerade dieses Buch in Händen halten, deutet natürlich darauf hin, dass Sie diese Einstellung teilen!

Es gibt ein Verbindungsglied zwischen den Abläufen und Körperfunktionen, die wir nicht beeinflussen können, und unserem Geist und unserem Willen. Dieses Verbindungsglied wird „Unterbewusstsein" genannt. Es ist ein äußerst wichtiger und faszinierender Teil unseres Geistes. Ohne dass wir es merken, arbeitet das Unterbewusstsein pausenlos daran, alles zu verarbeiten, was um uns und in uns passiert, und versucht, alles in Einklang zu bringen. Sie würden wahrscheinlich nicht glauben, wie viele Entscheidungen Sie täglich nur deshalb treffen, weil Ihr Unterbewusstsein sie sich quasi „auf Vorrat" zurechtgelegt hat. Es legt alles vorsorglich in Schubladen ab: die Dinge, vor denen Sie Angst haben, die Dinge, die Sie gerne mögen.

Wenn Sie jemanden bei der ersten Begegnung spontan sympathisch finden oder ihn nicht leiden können – Unterbewusstsein! Wenn Sie Ihr Leben lang vor irgendetwas Angst haben, ohne zu wissen, warum – Unterbewusstsein! Wenn Ihnen immer genau die Dinge passieren, die Sie gerade vermeiden wollten – Unterbewusstsein!

Das Unterbewusstsein kennt keine Verneinung; wenn Sie sich pausenlos einreden: „Ich darf nicht krank werden! Ich darf nicht krank werden!", dann bekommt das Unterbewusstsein davon nur „Krank! Krank!" mit und reagiert und speichert dementsprechend. Wenn Sie mit Ihrem Unterbewusstsein auf gutem Fuß stehen und es nicht mit den falschen Dingen gefüttert haben, dann ist es ein wirksamer Schutz vor Angst und falschen Entscheidungen, den Sie während einer Krankheit besonders nötig haben. „Gut", höre ich Sie jetzt fragen, „aber wie kann ich das praktisch nützen?"

Gute Frage! Zuerst einmal gibt es formale Techniken, die dabei helfen, das Unterbewusstsein zum eigenen Nutzen einzusetzen.

Die bekannteste dieser Techniken ist das Autogene Training. Jeder Mensch kann es leicht erlernen und fast immer und überall einsetzen. Das Angebot von Anleitungen ist reichhaltig: amazon.de, der große Buchhändler im Internet, hat alleine 10.194 Bücher und CD's im Angebot, deren Titel die Worte „Autogenes Training" enthält.

Zum Zweiten existieren einige einfache Verhaltensregeln, mit denen Sie sich schützen können und die Ihr Leben als Kranker viel erträglicher machen können.

Die wichtigsten Verhaltensregeln sind:

- **Nützen Sie den Tag, schieben Sie nicht länger die Dinge auf, die Sie immer schon tun wollten!**
- **Sie sind nicht verpflichtet, die Meinung Ihrer Freunde und Ihrer Familie zu Ihrer Krankheit zu akzeptieren. Oft sind gut gemeinte Ratschläge, die man Ihnen ungefragt und kostenlos erteilt, das Gegenteil von guten Ratschlägen.**
- **Fragen Sie sich nie, ob irgendetwas anders gelaufen wäre, wenn Sie irgendeine Sache anders gemacht hätten.
Die Vergangenheit ist vorbei, wir arbeiten jetzt an der Zukunft.**
- **Schämen Sie sich nicht, wenn Sie Angst haben. Nur gestörte Charaktere kennen keine Angst. Überlegen Sie, mit wem Sie über Ihre Angst reden können; das sind meist nicht die Menschen, mit denen Sie sonst über Gott und die Welt schwatzen, sondern oft Zuhörer „aus der zweiten Reihe".**
- **Treffen Sie keine wichtigen Entscheidungen, vor allem Ihre Krankheit betreffend, unter dem Einfluss von Angst oder anderen negativen Gefühlen!**

Ich habe während meiner Laufbahn Tausende Krebspatienten behandelt und lange über die Frage nachgedacht, ob es bestimmte Menschentypen gibt, die besonders krebsgefährdet sind. Obwohl ich nicht glaube und keine fachlichen Hinweise darauf habe, dass Krebs durch psychische Faktoren hervorgerufen wird, sehe ich doch oft einander ähnliche Charaktere in meiner Praxis: Menschen, die im Leben immer alles zu mehr als hundert Prozent richtig machen wollen, die auch nicht die kleinste Abweichung von ihren Plänen oder den kleinsten Misserfolg tolerieren können. Solche Menschen fangen auch während der Therapie mit sich selber zu hadern und zu grübeln an, als ob sie selbst etwas falsch gemacht hätten.

Falls Sie sich in dieser Beschreibung selbst erkennen, möchte ich Ihnen etwas sagen: Sie haben nichts falsch gemacht, niemand kann etwas für Ihre Krankheit, am wenigsten Sie selber. Wäre jetzt nicht genau der richtige Zeitpunkt, einmal Fünfe gerade sein zu lassen und etwas weniger strenge Maßstäbe an sich selbst und den Lauf der Welt im Allgemeinen anzusetzen? Ich garantiere Ihnen, dass es nicht schadet, es zumindest einmal zu probieren!

Ernährung, innere Einstellung, Lebensstil: Alle diese Themen, die ich Ihnen in diesem Kapitel erläutert habe, sind keine Kernthemen in der Krebstherapie; sie sind allerdings Ergänzungen, die eine gezielte Behandlung unterstützen und Ihnen das Leben erleichtern können.

Gegen Krebs hilft kein Kleckern, sondern nur Klotzen; kein positives Denken, sondern professionelle und wirkungsvolle Therapie. Ich bin mir sicher, mit der Biologischen Intensivtherapie das richtige Mittel dazu gefunden zu haben.

Was ich zum Schluss noch sagen möchte

Dieses Buch hat bis jetzt von der Entwicklung der Biologischen Intensivtherapie in den letzten Jahren gehandelt und wo wir heute damit stehen. Natürlich denke ich auch viel darüber nach, was in Zukunft weiter damit passieren wird, welche neuen Möglichkeiten uns und den betroffenen Patienten offenstehen werden.

Ich möchte daher im letzten „richtigen" Kapitel dieses Buches (es folgen noch einige „Anhängsel") einige Gedanken darüber mit Ihnen teilen, was ich für die nächsten Jahre erwarte.

Die Schulmedizin

Die Anstrengungen, welche die beamtete Kassen- und Schulmedizin im Kampf gegen den Krebs unternimmt, erinnern an einen unbedarften, aber fleißigen Menschen, dessen Arbeit keine Früchte trägt: Er marschiert mit verdoppelter Anstrengung und noch größerem Fleiß weiter in die falsche Richtung, um noch mehr von dem zu leisten, was ihm schon bisher wenig oder nichts eingebracht hat.

So macht auch die Schulmedizin im Prinzip weiterhin dasselbe wie bisher, vielleicht mit kleinen Abwandlungen. Auch in den nächsten Jahren werden Sie in der Zeitung lesen, dass der endgültige Durchbruch im Kampf gegen den Krebs kurz bevorsteht, vermutlich durch eine neue Abart der Chemotherapie.

Auch in den nächsten Jahren wird sich an den Überlebensraten für die Mehrzahl der Krebspatienten nichts Wesentliches ändern.

Auch in den nächsten Jahren wird sich die Treffsicherheit in der Diagnose nicht wesentlich verbessern. Auch in den nächsten Jahren wird keine onkologische Nachsorge auf breiter Ebene eingeführt werden; man wird weiterhin so tun, als ob Metastasen unglückliche Zufälle wären, und nicht die Todesursache für acht von zehn Krebspatienten.

Interessant ist, dass das größte Getöse über neue Krebstherapien in den Medien meist aus der Ecke der Chemotherapie kommt, der Therapieform, die ganz bestimmt am wenigsten dazu beiträgt, Leben zu retten, zu verlängern oder lebenswerter zu machen. Die Besessenheit, welche die Wissenschaft in Bezug auf große formale Studien an den Tag legt, tut ein Übriges zur Ergebnisarmut der Krebsforschung. Große multizentrische Studien, in vielen Ländern gleichzeitig mit Tausenden Patienten durchgeführt, verbrauchen unglaubliche Geldmittel und haben in der Onkologie seit Jahren keine wesentlichen Verbesserungen bewirkt.

Dazu fällt mir eine Geschichte über den berühmten Pfarrer Kneipp und seine Naturheilmethoden ein. Er war ein Praktiker und Erfahrungsmediziner par excellence, der tagtäglich selber mit den Patienten arbeitete und für seine Zeit große Erfolge zu verzeichnen hatte. Eines Tages wurde Kneipp in den Vatikan gerufen, um dem Papst zu helfen, der schwer krank war. Er behandelte diesen auch erfolgreich und erntete dafür große Anerkennung und Dankbarkeit. Hatte Kneipp eine genügend große Anzahl Päpste zur Verfügung, um eine randomisierte und kontrollierte Doppelblindstudie über seine Behandlung durchzuführen, bevor er zur Tat schritt? Genügt der Therapieerfolg allein nicht?

Was nützt eine korrekt evaluierte Therapie, die für den Patienten nutzlos ist und oft von Theoretikern am Schreibtisch, ohne Kenntnis des Patienten, geprüft wird? Wissenschaftlich begründete Therapien muss es natürlich geben, aber sie dürfen nicht überbewertet werden; ein in der Praxis über lange Zeit bewährtes

Verfahren darf nicht minder hoch eingeschätzt werden, nur weil es wissenschaftlich nicht begründet ist. Es ist besser, jeden Tag Äpfel zu essen, als nur über Äpfel zu forschen und keine zu essen!

Als Relativierung zu dem allgegenwärtigen Studien- und Datenwahn muss man auch erwähnen, dass in vielen Bereichen der Medizin in den letzten Jahren eine positive Entwicklung in der Bewertung von Therapieerfolgen eingetreten ist. Ich spreche hier von der Bewertung durch subjektive Skalen. Das bedeutet, ich frage den Patienten und nicht einen Laborcomputer, wenn ich wissen möchte, ob es dem Patienten besser geht. Diese Technik wird vor allem bei der Bewertung von Schmerz und der Beurteilung von Lebensqualität angewendet.

In Wirklichkeit haben all die Neuerungen der letzten Jahre nicht viel gebracht außer Publicity: Die Gentherapie hat so gut wie keine Erfolge aufzuweisen, neuartige Konzepte in der Chemotherapie haben die Erwartungen nicht erfüllt – man tritt auf der Stelle, und es sieht nicht so aus, als ob die Schulmedizin in Zukunft den Patienten besser würde helfen können als jetzt.

Die Patienten und ihre Erwartungen

Ich finde es arrogant, als Arzt nur über die Entwicklung der Medizin in der Zukunft nachzudenken, ohne die Patienten dabei zu berücksichtigen. Nicht nur die Pharmazeutik und die Medizintechnik entwickeln sich weiter, nicht nur die Ärzte lernen dazu – auch der Wissensstand und das Bewusstsein der kranken Menschen und ihrer Familien verändern sich, meist ganz ohne Zutun der offiziellen Medizin.

Die „Ärzte Zeitung“ hat diese Entwicklung schon vor drei Jahren gut beschrieben. In einem Artikel mit dem Titel „Krebskranke wollen selbst etwas gegen Krebs tun“ berichtete sie über Umfragen, nach denen bereits etwa 60 bis 70 Prozent der Krebspatienten komplementärmedizinische Maßnahmen in Anspruch nehmen; das reicht von der rein ergänzenden Einnahme eines einzelnen Mittels bis zum kompletten Behandlungskonzept. Als Grund für diese Hinwendung zu biologischen Heilmitteln wurde meist angegeben, dass man auch selber die Initiative ergreifen will und das Optimum aus der Behandlung herausholen möchte. Weitere Beweggründe waren der Wunsch nach einer Linderung der Nebenwirkungen der herkömmlichen Krebstherapien und nach einer verbesserten Lebensqualität.

Ich bin fest überzeugt, dass sich dieser Trend in den nächsten Jahren noch verstärken wird, und dass noch mehr kranke Menschen nach Verbesserungen, Erweiterungen und alternativen Möglichkeiten zu ihrer Behandlung suchen werden. Es gibt inzwischen eine große Zahl von Forschern, Firmen und Ärzten, die solche Angebote machen können, und ich bin stolz, mich dazu zu zählen!

Biologische Intensivtherapie

Ich kann mit Überzeugung behaupten, dass meine Biologische Intensivtherapie heute einen hohen Reifegrad und eine sehr gute Wirksamkeit erreicht hat. Dieses Buch stellt ja in gewisser Weise einen Endbericht über die Entwicklung dieses Behandlungskonzeptes dar. Und trotzdem wird sich natürlich auch diese Therapieform in Zukunft noch weiterentwickeln. Zum Teil habe ich schon klare Vorstellungen über diese Entwicklung, zum Teil bin ich selber neugierig und gespannt, welche Möglichkeiten sich in den nächsten Jahren noch bieten werden.

Einige Elemente des Therapiekonzepts sind bereits weitgehend auf ihrem endgültigen Stand und werden wohl keine großen Weiterentwicklungen mehr erfahren. Das betrifft zum Beispiel die Anwendung von Mistelextrakten, die Ozontherapie, den Einsatz von Antioxidantien: Diese Dinge sind ausreichend gut erforscht, wir wissen sowohl über den Wirkmechanismus als auch über die praktische Handhabung und Dosierung so gut wie alles, was sich zu wissen lohnt.

Das Potential für große Neuerungen liegt bei uns eher in der Apparatemedizin. Vor allem die Hyperthermie, die jetzt schon eine sehr starke Rolle im Behandlungskonzept spielt, hat noch große Möglichkeiten zur Weiterentwicklung. Es ist kaum auszudenken, was man aus der Kombination von Ganzkörperhyperthermie und Kurzwellenhyperthermie noch herausholen könnte, wenn die Steuerung und Temperaturkontrolle der Geräte sowie die Schnittstelle zum Patienten mit den zukünftigen technischen Möglichkeiten optimiert würden! Viele neue Möglichkeiten wird uns auch die Kombination von neuen Präparaten mit der Hyperthermie bieten. Zurzeit scheinen hier vor allem die Immunglobuline vielversprechende Kandidaten für die Kombinationstherapie zu sein. Immunglobuline sind von den B-Lymphozyten gebildete Antikörper, die bei der Immunabwehr eine sehr wichtige Rolle spielen.

Sie können also sicher sein, dass das letzte Wort in der Biologischen Intensivtherapie noch nicht gesprochen ist! Vielleicht erreichen wir ja eines Tages noch, dass in jedem größeren Krankenhaus die Biologische Intensivtherapie angeboten wird; das wäre sicher die Krönung meiner Arbeit!

Der Siegeszug der Prävention

Über eine Sache bin ich mir ganz sicher, was die Zukunft der Krebstherapie betrifft: Irgendwann werden die Vorsorge und das vorausschauende aktive Agieren ihren gleichberechtigten Platz neben dem bloßen Reagieren mit oft untauglichen Mitteln einnehmen. Was wir in Düsseldorf bei einigen Hundert oder Tausend Patienten praktizieren, wird irgendwann allgemeiner Standard werden: nicht auf die Metastasen warten, sondern sie aktiv bekämpfen, während sie noch unsichtbar sind und sich formieren. Ohne Biologische Intensivtherapie kann es keinen besseren Erfolg bei Krebs geben als bisher, davon bin ich überzeugt. Ich sage das nicht nur deshalb, weil ich der Erfinder dieser Methode bin!

Ich glaube, dass sich der Gedanke der Vorsorgebehandlung auf Druck der Patienten durchsetzen wird und nicht als Angebot der Schulmedizin.

Zum Abschluss

So, das war es im Wesentlichen! Ich möchte mich bei Ihnen bedanken, dass Sie meinen Gedanken und Ausführungen bis hierher gefolgt sind. Ich hoffe, Sie haben aus diesem Buch etwas für Ihr Wissen, für Ihre Gesundheit und auch für Ihr seelisches Wohlbefinden mitnehmen können.

Wenn Sie noch Fragen haben, wenden Sie sich einfach an unsere Tagesklinik in Düsseldorf (Adresse und Telefonnummer finden Sie im Anhang) oder besuchen Sie einen meiner Vorträge. Im Internet finden Sie unter **www.krebs-nein-danke.de** laufend aktuelle Informationen. Auf den nächsten Seiten folgen noch ein sehr persönlicher Brief an einige von Ihnen und ein Sachregister mit Literatur und Adressen.

Brief an einen Patienten

Lieber Patient!

Heute kann ich dir endlich einmal in Ruhe einige Gedanken mitgeben und mitteilen, für die in der täglichen Praxis sonst nicht Raum und Zeit bleiben.

Ich habe hier das vertrauliche „Du" gewählt, weil du diesen Brief für dich alleine liest und weil es sehr persönliche Dinge sind, über die ich schreiben möchte.

Du oder einer deiner Mitpatienten war es, der mich dazu angeregt, nein: gedrängt hat, dieses Buch zu schreiben; mehr zu tun, als nur jeden Tag um dein Leben und das der anderen Patienten zu kämpfen und euch das Leben erträglicher zu machen.

Dafür bin ich euch mehr dankbar, als ich es in Worte fassen kann. Dieses Buch zu schreiben ermöglicht mir, noch mehr Menschen zu helfen und mehr zu erreichen, als ich es in meiner Tagesklinik und mit meinen Vorträgen bisher konnte.

Dieses Buch zu schreiben hat noch etwas anderes bewirkt: Es hat mich dazu gezwungen, meine Tätigkeit und alles, woran ich glaube, von Grund auf zu überdenken. Ich bin überzeugt, dass ich dadurch noch besser die Aufgaben erfüllen kann, die ich mir als Arzt und als Mensch gestellt habe.

Es ist mir sehr wichtig, dass du zur Bekämpfung deines Leidens alles versuchst, was dir helfen kann. Eines musst du verstehen: Die sogenannte „Schulmedizin" mit ihren Operationen, Bestrahlungen und Chemotherapien kann dir helfen. Sie kann aber nur bis zu einem bestimmten Punkt helfen. Sie kann bei deiner Krankheit meist nur mäßige Erfolge aufweisen. Mit „Erfolg" meine ich hier die komplette und vollständige Heilung von Krebs.

Aus diesem Grund habe ich dieses Buch geschrieben: damit du erkennst, was du noch weiteres Sinnvolles tun kannst! Dein Hausarzt oder Onkologe kennen im Allgemeinen biologische Therapiemethoden nicht, weil sie diese nicht gelernt haben! Eher raten sie dir von einer für dich vielleicht lebensrettenden biologischen Maßnahme ab, als zuzugestehen, dass sie mit ihrem Latein am Ende sind.

Wehre dich dagegen! Ergreife die Möglichkeiten, die dir dieses Buch eröffnet. Nutze die Chancen einer intensiven gebündelten biologischen Therapie! Werde ein mündiger Patient im vollen Sinn dieses Wortes. Du kannst vielleicht selbst mithelfen, dein Leben zu retten!

Herzlichst

Prof. Dr. Klaus Maar

Lebenslauf – Univ.-Prof. Dr. med. Klaus Maar

1945	in Mainz geboren
1965–1971	Medizinstudium in Mainz und Lausanne (CH), Ärztliche Prüfung und Erteilung der Approbation
1971–1973	Medizinalassistent in Mainz und an der Universitätsklinik in Hamburg/Eppendorf und den Städtischen Kliniken Ludwigsburg
1972	Promotion zum Dr. med. bei Prof. Kümmerle in Mainz
1973	Wehrdienst im Bundeswehrzentralkrankenhaus in Koblenz, Gastarzt Kemperhof, Koblenz
1978	Anerkennung zum Facharzt für Urologie, Mitglied der Deutschen und Europäischen Gesellschaft für Urologie
1978	Habilitation über Hormon-Nierenkarzinom-Rezeptoren, Erteilung der Lehrbefugnis
1978	Leitender Oberarzt an der Universitätsklinik Düsseldorf
1979	Aufnahme in das Verzeichnis „Who's Who in Medicine"
1983	Kommissarischer Direktor der Urologischen Universitätsklinik Düsseldorf
1985–1991	Urologische Praxis in Krefeld
1991	Erhalt der zusätzlichen Berufsbezeichnung „Naturheilverfahren" durch die Ärztekammer Nordrhein-Westfalen
1991–1998	Biologisch-onkologische Praxis in Düsseldorf
1998–2000	Biologisches Krebszentrum in Bielefeld
seit 2000	Verlegung des Biologischen Krebszentrums nach Düsseldorf, Tagesklinik

Adresse

Tagesklinik für Biologische Krebstherapie
Professor Dr. med. Klaus Maar

Schadowstraße 65
D-40212 Düsseldorf
E-Mail dr.maar@hoffnung-gegen-krebs.de
www.hoffnung-gegen-krebs.de

Telefon 0049 (0) 211 / 179 55 63
Telefax 0049 (0) 211 / 179 57 04

Literaturhinweise

„Thema Krebs. Fragen und Antworten" von Hilke Stamatiadis - Smidt und Harald zur Hausen, Springer Verlag, 2006

„110 wirksame Behandlungsmöglichkeiten bei Krebs" von György Irmey, Anna-Luise Jordan, TRIAS, 2011

„Internetkompaß Krebs" von Marcus Oehlrich und Nicole Stroh, Springer Verlag, 2001

„Der große TRIAS-Ratgeber zur ganzheitlichen Krebsbehandlung" von Dietrich Beyersdorff, Karl F. Haug Fachbuchverlag, 2001

„Biologische Wege zur Krebsabwehr. Komplementäre, ganzheitliche Krebstherapien" von Dietrich Beyersdorff, Karl F. Haug Fachbuchverlag, 1999

„Wieder gesund werden" von O. Carl Simonton, Stephanie Matthews-Simonton und James Creighton, Rowohlt Taschenbuch-Verlag, 2001

„Heilung in der Familie. Ein Ratgeber für Angehörige von Krebspatienten" von Stephanie Matthews-Simonton und Robert L. Shook, Rowohlt Taschenbuch-Verlag, 2001

„Nach der Diagnose Krebs – Leben ist eine Alternative" von Herbert Kappauf und Walter M. Gallmeier, Herder Verlag Freiburg, 2000

Publikationen und Vorträge von Prof. Maar zum Thema „Krebs" (Auswahl)

Maar, K.: Positive Wirkungen der bioelementaren Kombinationstherapie nach Maar auf die Chemotherapie.
FORUM KOMPLEMENTÄRE ONKOLOGIE 6 FORUM IMMUNOLOGIE 1/2000

Maar, K.: Außergewöhnliche Therapieerfolge durch die biologische Krebstherapie nach Maar-Varro. GESUNDES LEBEN, 6/2000

Maar, K.: Die Kurzwellenhyperthermie der Prostata – die neue transurethrale Thermotherapie als Alternative zur Operation.
FORUM KOMPLEMENTÄRE ONKO- LOGIE 6 FORUM IMMUNOLOGIE 2/1999

Maar, K., Mc IDIES, R.: Seltene Nierentumore.
Urologe A 15, 243-245, 1976

Maar, K., Böcker, R., Jünemann, A., Greipel, V.: Befall der Harnblase bei Dickdarmtumoren nach abdomino-perinealer Rektumamputation.
Urologe B, 109-112, 1978

Steinhoff, H., Maar, K., Halbig, W., Siepmann, H.: Kombinierte Periduralanästhesie als Alternative zur Intubationsnarkose am Beispiel der ausgedehnten radikalen Lympadenektomie bei Hodentumoren.
Anästhesie, Intensivtherapie Notfallmedizin 15: 387, 1980

Maar, K.: Behandlungsmöglichkeit von Tumoren in Einzelnieren.
Antrittsvorlesung, 1980

Maar, K., Nolte, C., Schmellenkamp, Ch.: Palliative Therapiemöglichkeiten urologischer Krankheitsbilder bedingt durch metastasierende Neoplasmen. Vortrag XX.–XIV. Kongreß der Deutschen Gesellschaft für Urologie, 1983

Maar, K., Schnellenkamp, Ch., Beck, L.: Urologische Erkrankungen nach behandeltem gynäkologischem Karzinom – Ursachen, Therapie und Verlauf Therapiewoche, 34, 4349-4355, 1984

Bojar, H., Maar, K., Staib, W.: Progesteronanalysen in Nierenkarzinomen – ein molekular-biologischer Beitrag zur Gestagentherapie renaler Malignome. Verhandlungsbericht der Deutschen Gesellschaft für Urologie 30.
Tagung, Essen 1978

Bojar, H., Maar, K., Hettwer, H., Staib, W.: Enzymatische Isolierunq vitaler Zellen für die pratherapeutische Tumortestung hypernephroider Nierenkarzinome des Menschen.
4. Symposium für experimentelle Urologie, Kassel, April 1978

Bojar, H., Maar, K., Stait., W.: Progesteronrezeptoranalysen im Nierenkarzinom – ein molekularbiologischer Beitrag zur Gestagentherapie renaler Malignome. XXX. Kongreß der Deutschen Gesellschaft für Urologie, Essen 1978, Vortrag

Bojar, H., Maar, K., Hettwer, H., Staib, W.: Enzymatische Isolierung vitaler Zellen für die prätherapeutische Tumortestung hypernephroider Nierenkarzinome des Menschen. 4. Symposium für experimentelle Urologie. Kassel, April 1978, Vortrag

Bojar, H., Maar, K., Staib, W.: Vitale Nierenkarzinomzellen: Isolierungsmethode – Untersuchung der Hormonempfindlichkeit.
Urologe A 18, 298-304, 1979

Bojar, H., Maar, K., Staib, W.: The endocrine background of human renal cell carcinoma (part I. to IV.)
Urologia internationalis 34, 302, 1979

Maar, K.: Steroidhormonrezeptoranalysen im Nierenkarzinom des Meschen – ein Beitrag zur Hormontherapie des hypernephroiden Nierenkarzinoms.
Habilitationsschrift, 1979, Universität Düsseldorf

Bojar, H., Maar, K., Staib, W.: Can steriod hormones play a significant role in the therapy of advanced renal cell carcinoma?
First International Congress of Hormones in Cancer, Rom, 1979, Vortrag

Maar, K.: Steroidrezeptoranalysen im menschlichen Nierenkarzinom.
Urologischer Arbeitskreis Universitätsklinik Düsseldorf, 1981 Vortrag

Kleines medizinisches Wörterbuch

Antibiotikum, Antibiotika	Substanzen, die Bakterien, Pilze und andere Mikroorganismen abtöten bzw. in ihrer Vermehrungsfähigkeit beeinträchtigen; keine Wirkung auf Viren
Antigen	Molekül, das vom von einem Antikörper des Immunsystems als „fremd“ erkannt wird, z. B. auf der Oberfläche von Zellen, und eine Immunreaktion auslöst
Antikörper	Von Immunzellen (B-Lymphozyten) gebildete Proteine, die gezielt Strukturen (Antigene) auf der Oberfläche von Krankheitserregern, Zellen oder Molekülen erkennen und sich an sie binden. Antikörper dienen dem Immunsystem zur Erkennung und Zerstörung von Erregern oder abnormen Zellen.
Antioxidans, Antioxidantien	Substanzen, die krankhafte Oxidationsvorgänge, das sind Verbindungen mit Sauerstoff, im Organismus hemmen (z. B. Vitamin C)
Apoptose	Durch die Zelle aktiv ausgelöster (programmierter) Zelltod, durch Apoptosegene gesteuert. Die Hemmung von Apoptosegenen spielt wahrscheinlich eine Rolle bei der Entstehung von Tumoren.
Autoimmunerkrankung	eine Erkrankung des Abwehrsystems, bei der körpereigene Abwehrzellen bestimmte körpereigene Zellbestandteile angreifen, sich also rebellisch gegen den Organismus selbst wenden
Basaliom	häufigste Form von Hautkrebs; von den basalen Zellen der Oberhaut ausgehend

Bildgebende Verfahren	Untersuchungsmethoden, die Bilder vom Körperinneren erzeugen: Röntgen, Computertomographie, Kernspintomographie, Ultraschalluntersuchung, Endoskopie, Knochenszintigraphie, PET u. a.
Biopsie	Entnahme einer Gewebsprobe zum Zweck der mikroskopischen Untersuchung mit Nadel, Stanze oder Skalpell
Blastom	Geschwulst
Bronchialkarzinom	Lungenkrebs
Cervixcarcinom, Zervixkarzinom	Gebärmutterhalskrebs
Chemotherapie	medikamentöse Behandlung mit zellwachstumshemmenden Substanzen (Zytostatika)
Computertomographie (CT)	Computerunterstützte Röntgenuntersuchung mit Schnittbilddarstellung des Körpers in dünnen Schichten
DNS/DNA	Desoxyribonukleinsäure (englisch: deoxyribonuclein acid); bildet bei den meisten Lebewesen (ausgenommen manche Viren) das genetische Material (Erbgut); ist im Zellkern, in den Chromosomen lokalisiert; Träger der genetischen Information eines Lebewesens
Doppelbefundung	Beurteilung von Untersuchungsergebnissen, z. B. Röntgenbildern, durch zwei Ärzte unabhängig voneinander
Doppelblindstudie	Methode zur Prüfung der therapeutischen Wirksamkeit eines Medikaments: Ein Teil der Probanden erhält ein Medikament mit Wirkstoffen, eine andere Gruppe erhält lediglich ein Placebo (unwirksame Substanz); die tatsächliche Verteilung der Gruppen dabei ist auch dem beteiligten Arzt nicht bekannt.

Endoskopie	Betrachtung („Spiegelung“) von Körperhohlräumen mit Endoskopen, die mit einer Lichtquelle ausgerüstet sind und Bilder vom Körperinneren über Glasfasern nach außen leiten. Die nähere Bezeichnung richtet sich nach dem betrachteten Organ (z. B. Gastroskopie = Magenspiegelung; Zystoskopie = Blasenspiegelung)
Enzyme	Fermente; Biokatalysatoren in Form von Proteinen, die im Körper chemische Reaktionen bewirken. Jedes Enzym ist auf eine bestimmte chemische Umsetzung spezialisiert. Beispiel Verdauungsenzyme: Proteasen spalten Proteine, Lipasen bauen Fette ab. Diese Eiweiße sind für den Stoffwechsel im Organismus absolut unentbehrlich.
Epidemiologie	Lehre von der Häufigkeit und Verteilung von Krankheiten in Bevölkerungsgruppen; arbeitet mit statistischen Methoden, z. B. um Hinweise auf Krankheitsursachen und Risikofaktoren zu gewinnen
Extrakt	wässriger, ätherischer oder alkoholischer Auszug aus tierischen oder pflanzlichen Stoffen
Freie Radikale	Bruchstücke von Molekülen, denen für ihre innere Balance ein oder mehrere Elektronen fehlen
Gen	Informationseinheit des Erbgutes; enthält meist den Bauplan für ein Protein. Die Gene liegen im Zellkern in Form von DNS vor.
Grading (engl.)	Einteilung von Tumorzellen und Tumorgeweben nach ihrem Differenzierungsgrad. Der Wert (meist G1 bis G4) beschreibt, wie stark die Krebszellen von gesunden, reifen (differenzierten) Zellen abweichen. Man schließt daraus auf den Grad der Bösartigkeit des Tumors.

Gynäkologie	Frauenheilkunde
Helicobacter pylori	Bakterium, Verursacher der Gastritis
Hemorphine	haben ähnliche Eigenschaften wie die Endorphine; werden unter körperlicher Belastung verstärkt gebildet, heben Stimmungslage und Belastbarkeit und wirken schmerzlindernd
Hepatom	Lebertumor
Histologie	medizinische Fachrichtung, die Diagnosen aus Gewebeproben stellt, Lehre vom Feinbau der Körpergewebe
Hormon	in geringsten Konzentrationen wirksamer Botenstoff, der sich nach Ausschüttung durch eine Hormondrüse oder durch Zellen (Zellhormone) im Körper verteilt. Für seine Signale sind nur die Organe empfänglich, deren Zellen entsprechende „Empfänger" (Hormonrezeptoren) tragen.
Hormonrezeptoren	„Empfänger" für hormonelle Signale in Form von Proteinen. Rezeptoren befinden sich an der Oberfläche oder im Innern von Zellen und übermitteln die Botschaft des Hormons in den Zellkern.
Hyperthermie	Überwärmung eines Körperteils oder des ganzen Körpers, in Studien zur Wirkungssteigerung von Chemotherapie oder Strahlentherapie eingesetzt
Hysterektomie	operative Entfernung der Gebärmutter
Immunsystem	körpereigenes Abwehrsystem
Instillation	Einbringen einer medikamentenhaltigen Lösung in einen Körperhohlraum (z. B. Harnblase)
Interferone	Gruppe von körpereigenen Substanzen, die der Verständigung zwischen Immunzellen dienen und die Abwehr von Zellen gegen Virusinfektionen stärken; gehören zur Gruppe der Peptide

Interleukine	Gruppe von Zellhormonen (Zytokinen), die der Verständigung zwischen Immunzellen dienen; gehören zur Gruppe der Peptide
Karzinom	bösartiger Tumor, der von Deckgeweben (Epitheien) d. h. Haut, Schleimhaut oder Drüsengewebe, ausgeht
Kolonkarzinom	Krebs des Dickdarms
kolorektale Karzinome	Tumore des Dickdarms oder Enddarms
Komplementärmedizin	ergänzend zur herkömmlichen Schulmedizin
laparoskopisch	mit Hilfe des Laparoskops, eines optischen Instruments zur Untersuchung der Bauchhöhle, erfolgende Untersuchung
Lektine	enthalten in der Mistel, stimulieren das Immunsystem, indem sie die Lymphozyten, also die Spezialisten im Abwehrkampf, dazu anregen, Botenstoffe (Zytokine) zu produzieren, die den Abwehrkampf koordinieren helfen
Leukämie	Krebserkrankung des blutbildenden Systems, betrifft vor allem das Knochenmark und die Lymphknoten. Man unterscheidet zwischen akuten Leukämieformen, die schnell und heftig auftreten, und chronischen, die sich langsam entwickeln.
Leukozyten	weiße Blutzellen; vielfältige Gruppe von Blutzellen mit Aufgaben in der Immunabwehr („Killerzellen“)
Lymphatisches System	Gesamtheit der lymphatischen Gewebe wie Lymphknoten, Milz, Thymus, Mandeln; anatomische Grundlage des Immunsystems
Lymphknoten	kleine, etwa bohnenförmige Organe, die im ganzen Körper entlang der Lymphbahnen angeordnet sind. Sie beherbergen weiße Blutkörperchen (besonders Lymphozyten) mit wichtigen Abwehrfunktionen und dienen als Filter für Bakterien und auch für Krebszellen.

Lymphozyten	Untergruppe der weißen Blutkörperchen, die als Träger immunologischer Funktionen von zentraler Bedeutung für die körpereigene Abwehr sind. Die Vorläuferzellen stammen aus dem Knochenmark, die weitere Entwicklung erfolgt in den lymphatischen Organen. Man unterscheidet B-und T-Lymphozyten, mit jeweils unterschiedlichen Aufgaben.
Magnetresonanztomographie (MRT, gleichbedeutend mit Kernspintomographie)	Bildgebende Untersuchungsmethode mit einem röhrenförmigen Gerät, in dem starke, veränderliche Magnetfelder erzeugt werden. Die Kernspintomographie eignet sich besonders gut zur Darstellung von Weichteilen und verursacht keine Strahlenbelastung.
Makrophage	Fresszelle; Makrophagen sind ins Gewebe eingewanderte Monozyten (größte weiße Blutzellen), sie spielen eine Rolle bei der Abwehr von Krankheitserregern und der Beseitigung von körperfremden oder veränderten Zelltrümmern und Stoffen. Sie präsentieren die fremden Eiweiße den T-Zellen und leiten so die Bildung von Antikörpern ein.
Mammakarzinom	Brustkrebs
Melanom	„schwarzer Hautkrebs"; Hautkrebs, der von pigmentbildenden Hautzellen ausgeht
Metastase	Tochtergeschwulst; entsteht durch Absiedelung von Tumorzellen aus einem Krebstumor über Blut- oder Lymphwege. Fernmetastasen sitzen entfernt vom Ersttumor in anderen Organen (Organmetastasen) bzw. Körperteilen. Lymphknotenmetastasen entstehen, wenn Tumorzellen mit dem Lymphstrom in Lymphknoten verschleppt werden und dort einen neuen Tumor bilden.
Mikrometastasen	sehr kleine Metastasen

Molekül	Baustein der Materie, aus zwei oder mehreren Atomen bestehender kleinster selbständiger Teil einer chemisch einheitlichen Substanz
Mutation	Veränderung der Abfolge von Bausteinen im Erbmolekül DNS. Mutationen können zu Änderung oder Verlust der Funktion von Genen führen und damit das Verhalten von Zellen beeinflussen.
Neurochirurgie	Teilgebiet der Chirurgie, das die operative Behandlung von Erkrankungen des Nervensystems umfasst
Nodus	Knoten
Noxen	Schadstoffe, schädliche Einwirkungen
oral	durch den Mund
Onkologie	Lehre von den Krebserkrankungen
Ösophaguskarzinom	Speiseröhrenkrebs
Osteo ...	Knochen ... ; z. B. Osteosarkom: bösartiger Knochentumor
Östrogene	wichtigste Gruppe der weiblichen Geschlechtshormone; werden in den Eierstöcken gebildet, ihre Konzentration schwankt mit dem Monatszyklus; unentbehrlich für die normale Geschlechtsentwicklung
Ovarialkarzinom	Krebs des Eierstocks
Ozon	Form von Sauerstoff mit drei Atomen, chemisch als O_3 bezeichnet, auch Aktivsauerstoff genannt. Ozon wirkt stark oxidierend und ist giftig.
Pankreaskarzinom	Bauchspeicheldrüsenkrebs
Peptide	sehr kleine Eiweißstoffe, die in der Milz produziert werden; chemische Verbindung aus zu Ketten verknüpften Aminosäuren

PET (Positronen-Emissions-Tomographie)	Computergestütztes bildgebendes Verfahren, das Schnittbilder von Körperorganen herstellt, auf denen Stoffwechselvorgänge dargestellt werden
Phagozyten	Fresszellen
Phytoöstrogen	pflanzliches Östrogen
Phytotherapie	Behandlung mit Medikamenten pflanzlicher Herkunft
Placebo (auch: Plazebo)	Scheinmedikament, das in Studien zur Kontrolle eingesetzt wird
präoperativ	vor der Operation
Prävention	Vorbeugung. Primärprävention: Verhütung von Krankheiten durch Gesundheitsförderung und Ausschaltung schädlicher Einflüsse. Als Sekundärprävention wird die möglichst frühzeitige Erkennung und Behandlung von Erkrankungen bezeichnet.
postoperativ	nach der Operation
Prophylaxe	Maßnahmen zur Verhütung von Erkrankungen, zum Beispiel durch vorbeugende Behandlung oder Impfung
Prostata	Vorsteherdrüse; kastaniengroßes Organ, das direkt unterhalb der Blase beim Mann die Harnröhre umschließt; sondert Sekret ab, das dem Samen beigemischt wird und damit die Beweglichkeit der Samenfäden fördert
Prostataadenom oder Prostatahyperplasie	gutartige Vergrößerung der Prostata
Protein	Eiweiß

PSA (prostataspezifisches Antigen)	Eiweißstoff, der von Zellen der Prostata gebildet wird. Es ist im Prostatasekret enthalten und dient der Verflüssigung des Samens. In geringen Mengen tritt es auch ins Blut über und kann dort mit einem Labortest nachgewiesen werden. Der „Normalwert" liegt im Bereich von null bis vier Milliardstel-Gramm (Nanogramm, ng) pro Milliliter. Beim Prostatakarzinom ist die PSA-Konzentration im Blut (meist) erhöht.
Radiologie	Anwendung von Strahlen in Diagnostik und Therapie
Random-Studie	Studie, bei der die Teilnehmer (Probanden) zufällig ausgewählt werden
Rektumkarzinom	Mastdarmkrebs
Remission	vorübergehende oder dauerhafte Rückbildung von Krankheitszeichen; bei Krebs: partielle Remission = teilweises Verschwinden oder Verkleinerung von Tumoren; komplette Remission = kein Tumor mehr nachweisbar
Rezeptor	Bindungsstelle für Signalstoffe
Rezidiv	Krankheitsrückfall; Wiederauftreten der Krankheit nach einer symptomfreien Periode
Sarkom	bösartiger Tumor, der von Bindegewebszellen ausgeht
subkutan	unter die/der Haut
Symptom	Krankheitszeichen
Syndrom	Krankheitsbild, das sich aus dem Zusammentreffen verschiedener charakteristischer Symptome ergibt
systemische Therapie	Therapie, die den ganzen Körper erfasst

Szintigraphie	bildgebendes Untersuchungsverfahren, bei dem zur Darstellung radioaktive Kontrastmittel (Radionuklide oder mit Radionukliden markierte Arzneistoffe) verwendet werden
Therapie	Behandlung
Thorax	Brustkorb; Brustraum
Thymusdrüse	hinter dem oberen Bereich des Brustbeins gelegenes Organ, das sich in der Jugend zurückbildet und weitgehend in Fettgewebe umwandelt; Ort der Ausreifung von bestimmten Immunzellen (T-Lymphozyten)
TNM-Klassifikation	internationale Einteilung der Krankheitsstadien bei Krebserkrankungen (Tumor, Nodus, Metastasen)
Tumor	Schwellung; im engeren Sinne Geschwulst durch Wucherung von Zellen, die der normalen Wachstumskontrolle entzogen sind; gutartig oder bösartig
Tumormarker	körpereigene Stoffe (meist Eiweiß-Zucker-Verbindungen), die bei Tumorerkrankungen in erhöhten Konzentrationen ins Blut gelangen. Sie werden vor allem zur Verlaufskontrolle von bekannten Krebserkrankungen verwendet: Ein Anstieg der Tumormarker-Konzentration im Blut kann ein Zeichen für Tumorwachstum sein.
Ultraschalluntersuchung (Sonographie)	bildgebendes Verfahren, bei dem mit Schallwellen unhörbar hoher Frequenz innere Organe auf einem Bildschirm sichtbar gemacht werden können
Urologie	Lehre von den Harnorganen

Viscotoxine	erledigen im Prinzip die gleiche Aufgabe wie die Wirkstoffe, die in der Chemotherapie eingesetzt werden, die sogenannten Zytostatika. Sie zerstören Krebszellen, indem sie Löcher in deren Zellmembran stanzen.
Zelle	kleinste für sich lebens- und vermehrungsfähige Einheit des menschlichen Körpers; enthält einen Zellkern mit der Erbsubstanz und ist von einer Membranhülle umgeben
Zytokine	Zellhormone (z. B. Interleukine, Interferone), die der Kommunikation zwischen Zellen dienen und zum Beispiel Immunzellen aktivieren können
Zytostatika	in der Chemotherapie verwendete Medikamente, die das Wachstum von Krebszellen hemmen, aber auch normales Gewebe schädigen können
zytotoxisch	zellvergiftend, zellschädigend